I0787271

Istruzioni per l'uso del tuo metabolismo

Conoscere la biochimica del corpo umano per essere più in forma, più sani e più magri

Simon Windsor

Copyright © 2017

Per contattare l'autore: efis79@yahoo.it

Introduzione

"Non riesco a sopportare quelli che non prendono seriamente il cibo"

Oscar Wilde

Provando a cercare la parola "dieta" su una popolare libreria online, si apre un mondo di programmi rivoluzionari. Limitandosi ai primi risultati di decine di migliaia di titoli presenti, abbiamo: la dieta del super metabolismo, la dieta della longevità, la dieta paleo, la dieta proteica, la dieta degli ormoni, la dieta vegana, la dieta smartfood, la dieta del digiuno, la dieta intelligente, la dieta dei gruppi sanguigni, la dieta chetogenica, la dieta senza muco, la dieta green detox, la dieta anti-infiammatoria, la dieta alcalina, la dieta genetica, la dieta dell'acqua, la dieta mediterranea, la dieta nutritariana, la dieta low carb, l'inganno delle diete low carb, la dieta supersalute, la dieta dell'intestino felice, la dieta flessibile, la dieta mentale, la dieta dei super-cibi...

C'è qualcosa di strano: nella storia dell'uomo non c'è mai stata un'attenzione maniacale verso ciò che si mangia pari a quella del nostro tempo. E, se ci pensate, non c'è neppure mai stata una tale semplicità nel potersi procacciare cibi diversi in modo facile. Il vostro bisnonno non aveva la possibilità di assaggiare le bacche di goji o il grano teff. Con tutta probabilità, aveva problemi anche a mangiare carne tutti i giorni.

D'altra parte, però, le malattie legate alla cattiva alimentazione sono simili ad una catastrofe biblica pressoché sconosciuta in altre epoche: da un recente rapporto della FAO emerge che entro circa dieci anni nel mondo una persona su tre soffrirà di problemi legati al cibo: obesità, diabete, malattie cardiovascolari e tumori. E, avvicinandoci alla nostra quotidianità, molti di noi faticano a tenere il proprio peso sotto controllo, si sentono stanchi, ansiosi e senza energie, addirittura invecchiano precocemente nonostante cerchino di mangiare in modo più o meno sano... quasi come se il loro corpo non gli perdonasse il minimo sgarro.

Che cosa è successo al nostro rapporto con il cibo? Si può dire che è diventato malato, tra reality show di superchef, mode alimentari che durano poche stagioni, mercatini biologici con prezzi assurdi e onde di cibo spazzatura colorato? Perché le diete elencate sopra si contraddicono l'un l'altra, eppure ciascuna di essa si vende come la verità assoluta?

Forse è necessario tirare una riga e ricominciare da capo. Il nostro corpo vive grazie a una serie impressionante di reazioni chimiche; tutto quello che siamo, sentiamo e diventiamo deriva da esse. Il cibo che ingeriamo non viene bruciato in una fornace come se fosse legna, ma si trasforma in migliaia di molecole che inondano il nostro sangue e reagiscono con ciò che già ci compone.

Ingrassare, dimagrire, invecchiare, ammalarsi, sentirsi stanchi… sono semplicemente conseguenze di queste reazioni. Per questo motivo, questo libro vuole arrivare a comprendere come davvero dovrebbe essere strutturata la nostra dieta per mantenerci in salute, snelli e sani, ma partendo da come il nostro corpo funziona, e da come, dal punto di vista scientifico, tipi diversi di cibo e di dieta possono avere diversi effetti su di noi.

"Scientifico" è una parola chiave: crediamo che ciò che divide le bufale dalla verità sia appunto la ricerca scientifica; infatti ogni affermazione effettuata nel libro è corredata da un rimando a un testo, studio, o articolo scientifico. Il materiale elencato può, tra l'altro, essere un'ottima base di partenza per chi vuole approfondire i concetti espressi.

D'altra parte, abbiamo fatto il possibile per non annoiare a morte i lettori e per non farli sentire come seduti, mezzi addormentati, ad un noioso convegno. Tutti i concetti, infatti, sono espressi in modo semplice e adatto anche a chi, nella sua vita, si occupa di tutt'altro. Abbiamo anche cercato di arricchire il più possibile con aneddoti e storie vere i vari temi. Le illustrazioni che accompagnano il testo, infine, permettono di visualizzare i concetti in una forma decisamente più immediata e simpatica.

L'ambizione di questo libro, quindi, è quella di non essere l'ennesima opera sulla dieta miracolosa per avere un fisico spettacolare o campare cent'anni mangiando solo questo e quel cibo, ma un modo per capire in maniera scientifica ma piacevole come funziona il nostro corpo e il nostro metabolismo e, solo in funzione di questo, quali cibi debbano essere consumati e in quali quantità. Arriveremo a dare ai lettori gli strumenti per costruirsi da soli una dieta equilibrata modulata sulle proprie esigenze; le conoscenze che useremo per questa finalità verranno costruite passo passo nei diversi capitoli.

La scienza e la ricerca, come abbiamo già detto, è la nostra garanzia.

Dopo aver letto questo libro, saprete sul vostro corpo e sull'alimentazione più del novantanove per cento delle persone che avete intorno, e sarete in grado in modo autonomo di separare le bufale dalla verità, capire cosa ha fondamento scientifico e cosa no. Soprattutto, avrete tutti gli strumenti per gestire in autonomia la vostra alimentazione, non solo per raggiungere il vostro peso ideale, ma anche per vivere di più e sentirvi più energici, sani e (perché no) belli di quanto siate mai stati. Potrete essere i dietologi di voi stessi.

Ecco come è strutturato il nostro percorso:

•	La prima parte del libro comincia dalle basi, presentando i protagonisti. Conosceremo le varie sostanze che compongono i cibi e le loro funzioni al di là dei "luoghi comuni" che vengono normalmente proposti

•	La seconda parte affronta il tema del metabolismo, cercando di comprendere come il nostro corpo gestisce ciascuna di queste sostanze, perché e con quali effetti

•	La terza parte utilizza tutte le conoscenze accumulate, più altri studi, per dare al lettore gli strumenti necessari per costruire le proprie, sane, abitudini alimentari per conservare e migliorare la propria salute e la propria energia. Inoltre, fornisce le conoscenze teoriche e pratiche per fabbricare una vera e propria dieta adatta alle proprie esigenze specifiche in termini di peso corporeo

•	La quarta parte completa il viaggio là dove finisce anche quello del cibo: nel nostro intestino, con ciò che non viene digerito, e con le ultime frontiere sul suo rapporto con la salute

Ci auguriamo che questo possa essere per tutti un viaggio affascinante e che possa contribuire a rendere popolare un concetto: la ricerca scientifica deve essere la sola fonte delle affermazioni che circolano: solo affidandoci a ciò che è dimostrato e dimostrabile possiamo migliorare, in modo indubbio, il nostro aspetto, la nostra salute e la nostra vita.

PRIMA PARTE

la biochimica degli alimenti

1.Proteine e aminoacidi

"Noi siamo un temibile miscuglio di acidi nucleici e di ricordi, di desideri e di proteine".

François Jacob

Il primo brodo della storia

Quando sentiamo parlare di proteine pensiamo a qualcosa che è contenuto nella bistecca e nei fagioli, e che sembra essere molto di moda tra i salutisti. In realtà, le proteine sono ben più del pezzo di tonno che l'ultima dieta californiana ci consiglia di aggiungere all'insalata: sono la base di tutto ciò che è vivo.

Qualsiasi essere vivente è composto di proteine: da vostra suocera al geranio sul balcone; dal gatto della vicina alla zanzara che vi sta ronzando intorno. Le proteine sono, infatti, i mattoni principali che formano tutte le cellule viventi; dobbiamo assumerle proprio per gestire i continui processi di riparazioni e sostituzioni che avvengono nel nostro corpo. Immaginate una città: ci sarà sempre bisogno di nuovi mattoni, perché ci saranno sempre edifici da sostituire, allargare, o perfezionare.

Ma la funzione delle proteine va ben oltre. Alcune di esse, più che mattoni, sono veri e propri ingranaggi: svolgono compiti insostituibili all'interno degli esseri viventi. È una proteina che ci fa battere forte il cuore quando siamo emozionati; è una proteina che ci permette di digerire gli alimenti; è una proteina che ci guarisce dall'influenza; è una proteina che ci fa abbronzare ed è una proteina che ci fa provar piacere nel fare sesso o nel mordere un pezzo di cioccolato. Questi sono solo esempi; praticamente in ogni cosa che vi succede durante la giornata, state ben sicuri, c'è lo zampino di una diversa proteina.

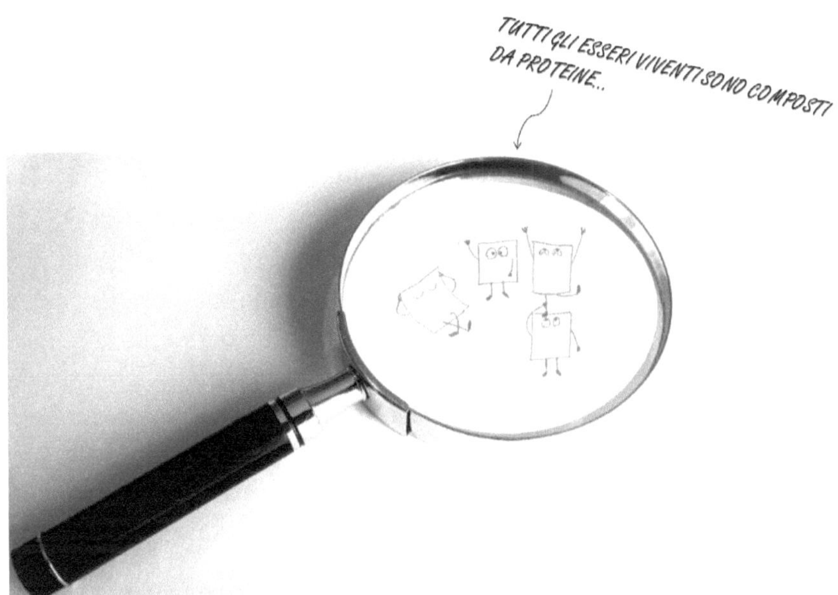

Vale quindi la pena di cominciare proprio da qui il nostro viaggio. E per farlo dobbiamo tornare indietro nel tempo di molti, molti millenni.

Quattro miliardi di anni fa… una quantità di tempo che è difficile anche solo immaginare. Il nostro pianeta all'epoca era molto meno ospitale di oggi: continui terremoti, gigantesche esplosioni vulcaniche, fiumi di lava incandescente, condizioni atmosferiche estreme e aria velenosa; non esattamente il luogo ideale per una vacanza in relax. Non c'era, naturalmente, ancora traccia di esseri viventi di nessun tipo.

Nel 1953 fece un enorme scalpore l'esperimento di un giovane assistente dell'Università di Chicago. Stanley Miller, all'epoca ventitreenne, era rimasto molto impressionato dalle fantascientifiche teorie esposte del premio Nobel Harold Urey durante un seminario in università.

Urey, riprendendo alcune teorie che circolavano già dagli anni venti, parlò di come, proprio nell'ambiente estremo della terra primordiale, potesse essere cominciata l'avventura della vita. Sciolti nell'acqua dei neonati oceani, spiegava Urey, erano molto diffusi sali e altri composti chimici basilari (nel mondo scientifico questo antico miscuglio ha il nome suggestivo di "brodo primordiale", che evoca l'idea di un'enorme nonna preistorica che rimescola i mari). L'energia dei fulmini dei numerosi temporali avrebbe potuto causare in questo brodo varie reazioni chimiche, che avrebbero trasformato le sostanze basilari in molecole più complesse, chiamate aminoacidi.

Gli aminoacidi altro non sono che pezzi di proteina; ce ne sono venti tipi diversi. Ogni proteina è formata da una sequenza di aminoacidi legati tra loro, e le proprietà di ogni proteina dipendono proprio dagli aminoacidi che la compongono e dall'ordine in cui sono concatenati l'uno all'altro. Il lato sconcertante, per l'epoca, di questa storia era proprio il fatto che da sostanze non viventi, come gas e sali, avessero potuto generarsi spontaneamente gli aminoacidi, che in seguito avrebbero formato le prime cellule e, da lì, tutti gli esseri viventi che avrebbero popolato il pianeta.

Il giovane Miller decise che avrebbe ricreato in laboratorio le stesse reazioni, per dimostrare che la bizzarra storia del brodo primordiale era qualcosa di più di una teoria da film fantasy. Cominciò a tampinare Urey, il quale fu però poco incoraggiante, e per toglierselo di torno gli consigliò di dimenticarsi del brodo e di studiare invece la presenza di Tallio sui meteoriti (questo ci dà l'idea di quanto la teoria dell'origine degli aminoacidi dovesse sembrare esotica e bizzarra in quell'epoca, addirittura a chi l'aveva esposta in un seminario!).

Il testardo Miller però non si diede per vinto, insistette ed insistette, finché Urey, sfinito, accordò per sostenerlo nel suo esperimento.

In una sfera di vetro, Miller inserì gli elementi principali che si ipotizzava facessero

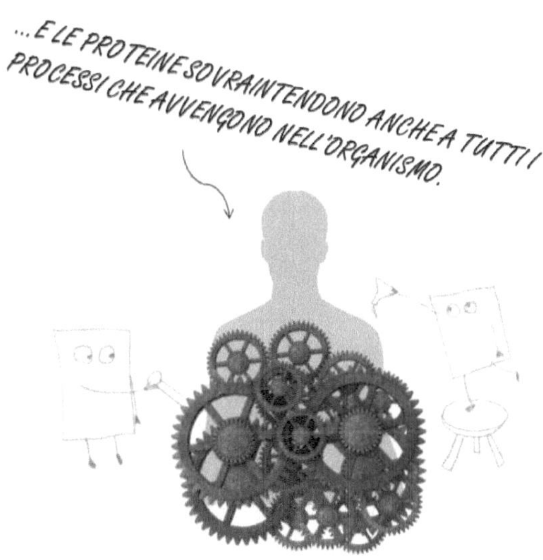

parte del brodo primordiale: acqua, idrogeno, ammoniaca e metano. Poi applicò costantemente varie scosse elettriche, per simulare i frequenti fulmini della giovane terra. "Durante l'esperimento", racconta Miller, "l'acqua si è colorata di rosa pallido il primo giorno. Alla fine della settimana è diventata rossa e torbida". Analizzando il contenuto di quel liquido maleodorante, Miller esultò: si trattava proprio di aminoacidi! [1]

La cocciutaggine del ragazzo fu premiata; nientemeno che il prestigioso Time gli dedicò un articolo dal titolo sconcertante: "Semi-creazione". L'esperimento aveva, infatti, impressionato enormemente sia la comunità scientifica sia le persone comuni, perché per la prima volta si era dimostrato che la materia inerte poteva trasformarsi nelle basi delle proteine, e quindi degli esseri viventi. "Il

---

[1] *Miller S. L., Production of Amino Acids Under Possible Primitive Earth Conditions (PDF), in Science, 117(3046), 1953, pp. 528-529,* DOI:10.1126/science.117.3046.528.

professor Urey e lo studente Miller", scriveva l'articolo, "non pensano di aver creato la vita. Quello che hanno fatto è dimostrare che i composti organici complessi che si trovano nella materia vivente si possono formare, tramite reazioni chimiche, a partire dai gas che erano probabilmente comuni nell'atmosfera terrestre primordiale. Se il loro apparato sperimentale avesse continuato a simulare quelle condizioni per anni, anziché per una sola settimana, avrebbe potuto creare qualcosa come la prima molecola vivente".

L'inventore nella discarica

L'eccitazione che la comunità scientifica ebbe nel chiarire l'origine degli aminoacidi è comprensibile: il modo in cui queste sostanze si combinano insieme per formare le proteine è alla base della vita, e delle caratteristiche degli esseri viventi. Il colore dei vostri occhi, la vostra altezza, la vostra costituzione, e addirittura parte della vostra personalità dipendono dal modo personale (e diverso da quello di qualsiasi altro essere umano sulla terra!) in cui voi assemblate gli aminoacidi.

Funziona così: immaginate un bizzarro e geniale pensionato che ha il pallino di costruire oggetti da regalare a parenti ed amici. Ha un intero quaderno con i dettagli di progettazione di una serie di bizzarre invenzioni che gli piacerebbe produrre: un lampadario a forma di gatto per la moglie, un tostapane che suona musica per il nipote, un frigorifero con le ruote per la vicina di casa. Ogni giorno va alla discarica municipale a raccogliere tutto quello che gli può sembrare utile: vecchie lavatrici, lampadine, pezzi d'auto, carcasse di elettrodomestici, e così via. A casa poi con cura smonta il tutto finché non arriva ai pezzi più basilari: viti, fili, transistor, guarnizioni, resistenze, pezzi di lamiera. Poi apre il suo quaderno e con cura comincia a montare le sue creazioni. Infine, tutto trionfante, regala il lampadario a forma di gatto alla sua dolce metà, la quale lo accoglie con il solito sorriso di circostanza, perché avrebbe preferito un bell'anello con i diamanti.

Il vostro corpo fa con le proteine più o meno la stessa cosa: smonta con cura quelle che assumiamo tramite i cibi (gli oggetti raccolti alla discarica) finché non arriva ai loro componenti essenziali, gli aminoacidi. Poi li ricombina per formare quello che serve a lui, cioè le specifiche proteine che vi permettono di vivere. I costituenti di base sono sempre gli stessi, cambia solo il modo in cui vengono assemblati. Il quaderno con le istruzioni altro non è che il nostro DNA, il prezioso codice contenuto in tutte le nostre cellule, che detta alle stesse le istruzioni per assemblare gli aminoacidi in proteine. Se nel nostro DNA c'è scritto che gli occhi sono azzurri, vengono quindi prodotte proteine che colorano in questo modo l'iride. Se c'è scritto che siamo alti e allampanati, sono prodotte proteine che tendono a mettere insieme ossa e tessuti in quel modo. Pensateci, la prossima volta che mangiate una bistecca: dopo essere stata scomposta in microscopiche unità, quella carne verrà ri-assemblata per formare i vostri muscoli, le vostre ossa o i vostri capelli, secondo le istruzioni che il vostro personale e unico DNA darà.

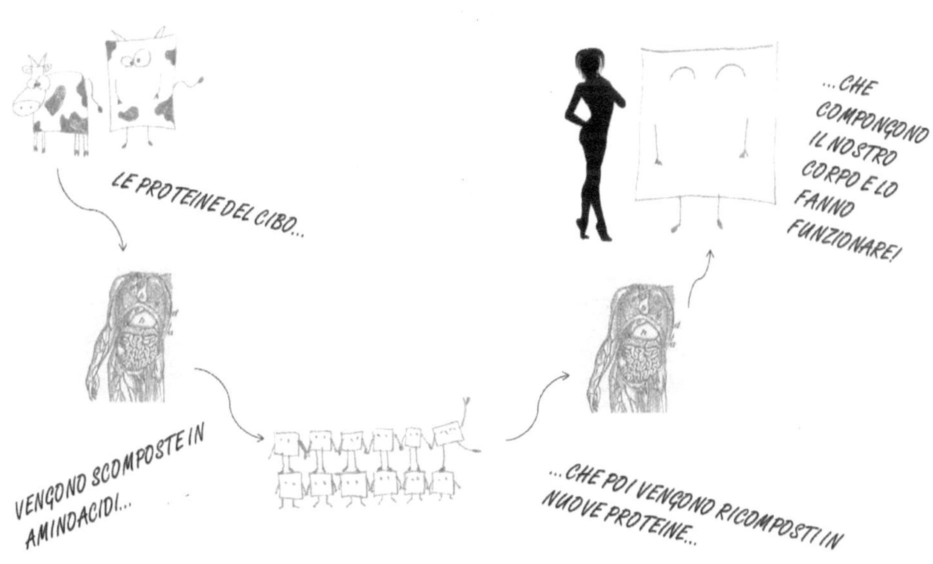

Per il nostro arzillo e geniale vecchietto, però, non tutti i pezzi che ricava dalla discarica sono uguali. Se gli manca un pezzo di lamiera, può sempre ricavarlo da qualcos'altro; ad esempio può fondere un pezzo di metallo e poi batterlo con un martello a mo' di fabbro. Però ci sono alcuni pezzi che sono davvero insostituibili:

ad esempio non è proprio capace, nonostante tutta la sua buona volontà, di produrre un microchip a partire da qualcos'altro. Continuando con la nostra analogia, esistono aminoacidi che il nostro corpo può arrangiarsi a produrre o è necessario introdurli tutti con il cibo?

I poveri studenti del professor William

Negli anni '40 del secolo scorso, il biochimico americano William Cumming Rose fece un esperimento per rispondere a questa domanda.[2] Propinò ad alcuni suoi studenti volontari (che, si spera abbiano almeno ricevuto un voto più alto per l'incomodo) una dieta molto particolare. Le basi dei pasti erano, infatti, alimenti poveri di proteine, ma in grado di fornire tutti gli altri nutrimenti necessari: amido di mais, zucchero, burro, olio di mais, sali e vitamine. A parte, gli studenti ricevevano razioni di aminoacidi purificati. In questo modo, Rose poteva controllare in maniera precisa quali aminoacidi i ragazzi stessero o non stessero ricevendo di volta in volta, e gli effetti sulla loro salute.

Dopo vari tentativi, fu evidente che quando alcuni dei venti aminoacidi esistenti mancavano, gli studenti sviluppavano sintomi come nervosismo, stanchezza e giramenti di testa. Se l'esperimento fosse continuato, la carenza di questi aminoacidi avrebbe portato ai poveri ragazzi sintomi ben più seri, tra cui indebolimento progressivo della muscolatura e della forza, edemi, perdita di capelli e di pelle, perdita delle funzioni renali, elevati rischi di infezioni, fino ad arrivare alla morte.

Grazie a questo esperimento, fu chiaro che ci sono alcuni aminoacidi (chiamati non essenziali), che possono essere ricavati dal nostro corpo partendo da altre sostanze. Ce ne sono però altri (chiamati essenziali) che devono essere obbligatoriamente introdotti con l'alimentazione, perché il nostro corpo non è in grado di produrli. Senza questi "pezzi di ricambio", ci sono determinate proteine

---

[2] *William C. Rose. "Feeding experiments with mixtures of highly purified amino acids: I. The inadequacy of diets containing nineteen amino acids" (PDF). The Journal of Biological Chemistry 94: 155–165.*

che le nostre cellule non riescono più a costruire, e diventa quindi impossibile svolgere le funzioni cui le stesse sono dedicate, con le gravissime conseguenze viste sopra.

Dei 20 aminoacidi che formano tutte le proteine, 8 sono essenziali, 10 non essenziali, e due essenziali solo nell'infanzia. I nomi degli aminoacidi essenziali potrebbero essere quelli che un alieno darebbe ai suoi animali: Fenilalanina, Leucina, Treonina, Triptofano, Valina, Isoleucina, Metionina, Lisina.

È quindi abbastanza evidente che è obbligatorio, se vogliamo rimanere in salute e permettere al nostro corpo di funzionare correttamente, assumere periodicamente tutti e otto gli aminoacidi essenziali mangiando i cibi che li contengono.[3] Ecco i principali cibi che contengono gli aminoacidi essenziali:

• Fenilanina: legumi (soprattutto fagioli, ceci, lenticchie, fave); formaggio, uova, carne di coniglio, frumento, arachidi, avocado. Si trova anche in alcuni dolcificanti sintetici.

• Leucina: cereali, frutta secca, legumi, pollo, ricotta, pesce

• Treonina: legumi (soprattutto ceci e piselli), frutta secca, funghi

• Triptofano: banane, latte e latticini, avena, datteri, carni, arachidi, uova, legumi, pesci, semi di sesamo e cioccolato

• Valina: legumi (soprattutto fave, piselli e lenticchie), frutta secca, carne di agnello e di maiale, pesce (soprattutto salmone), formaggi

• Isoleucina: carne di bovino, agnello e pollo; sardine, formaggi, lenticchie, soia, uova, mandorle, arachidi

• Metionina: pesce, cereali integrali, latticini (soprattutto formaggi a pasta dura) e in alcune alghe

• Lisina: soia, legumi, merluzzo, sardine, pollo, maiale, carni rosse, formaggio

---

[3] *Young VR (1994). "Adult amino acid requirements: the case for a major revision in current recommendations" (PDF). J. Nutr. 124 (8 Suppl): 1517S–1523S. PMID 8064412.*

Abbiamo anche accennato a due aminoacidi che sono da considerarsi essenziali solo nel periodo dello sviluppo. Sono l'arginina (frutta secca, legumi, carne, pesce, formaggi, uova) e l'istidina (legumi, maiale, cereali contenente glutine, germe di grano, arachidi).

Inserire questi cibi in modo variato all'interno della propria dieta è quindi una garanzia di buona salute. Questo non vuol dire che dobbiamo farci prendere dall'ansia ("Presto, una sardina! Temo di essere carente di isoleucina!!"): generalmente i non vegetariani assumono senza problemi tutti gli aminoacidi essenziali dagli alimenti di origine animale come carne, pesce e uova (le proteine contenute in questi cibi si chiamano "nobili" proprio perché hanno un profilo di aminoacidi molto completo.) È però molto consigliabile, come si può vedere dall'elenco dei cibi, la varietà: mangiare tutti i giorni petto di pollo come unica fonte di proteine porta, a lungo andare, ad una situazione di carenza.

Ci sono buone notizie anche per vegetariani e vegani: anche se le proteine contenute nei cibi vegetali non hanno tutti gli aminoacidi essenziali insieme (non sono "nobili"), è possibile ottenere un profilo amminoacidico completo combinando varie fonti vegetali. Mangiando regolarmente cereali e legumi, e magari integrando con frutta secca, ad esempio, si assumono tutti e otto i nostri amici. È anche chiaro che qualsiasi dieta o regime alimentare che privi il nostro corpo dei cibi sopra per lunghi periodi è da bollare come dannosa senza pensarci due volte. [4]

---

[4] Dietary Reference Intakes: The Essential Guide to Nutrient Requirements. Institute of Medicine's Food and Nutrition Board. usda.gov

2.Vitamine e sali minerali

Cartier e lo stregone

Siamo in Canada, vicino a Montreal. Corre il freddissimo inverno del 1535, e le acque del fiume San Lorenzo si sono trasformate in ghiaccio, bloccando tre velieri. Sono le navi della spedizione di Jacques Cartier, inviato dal re di Francia per cercare oro nel nuovo mondo. Ma qualcosa di più temibile delle temperature glaciali minaccia l'equipaggio: dei centodieci marinai, venticinque sono già morti, e quasi tutti gli altri sono gravemente ammalati. Si tratta di scorbuto, l'incubo degli uomini di mare del passato.

Capitava spesso che interi equipaggi, durante gli interminabili attraversamenti di oceani, cominciassero ad accusare sintomi via via sempre più gravi: ferite che si aprivano spontaneamente nella pelle, sanguinamento delle gengive, ulcere, dolori tremendi alle articolazioni. La pelle diventava giallastra, secca, e talvolta si copriva di orribili tumefazioni e macchie.

L'equipaggio di Cartier, e forse lui stesso, sarebbero stati condannati a morte, se non fosse stato per una tribù indiana locale, gli Irochesi, con i quali (per sua fortuna) Cartier era stato gentile e aveva stretto amicizia.

Il capo degli Irochesi visitò il malconcio equipaggio e riconobbe un male causato da spiriti maligni, che talvolta si impossessavano anche dei suoi uomini. L'unico modo per scacciarli, spiegò, era bere il liquido che si ricavava facendo bollire le foglie di un albero sacro che gli indiani chiamavano "annedda". Sia pure riluttante,

Cartier seguì il consiglio del capo indiano, e tutto il suo equipaggio miracolosamente guarì in tempi brevi. [5]

La medicina occidentale dovette aspettare alcuni millenni prima di essere in grado di contrapporre una risposta scientifica alla storia degli spiriti maligni. È nel 1910, infatti, che lo scienziato giapponese Umetaro Suzuki isolò dalla crusca di riso una nuova sostanza nutritiva, la prima vitamina, alla quale seguirono, nei decenni seguenti, altre dodici, indicate con diverse lettere dell'alfabeto. Il decotto degli indiani Irochesi era evidentemente ricco di vitamina C, la cui carenza provoca proprio lo scorbuto, che era legato alla cattiva alimentazione degli equipaggi nelle lunghe traversate.

Le vitamine sono sostanze diverse tra di loro, ma tutte accomunate da due elementi fondamentali: sono essenziali per vivere e il nostro corpo non può produrle da solo (dobbiamo quindi assumerle necessariamente attraverso l'alimentazione). Non è necessariamente così per tutti gli esseri viventi: per quanto riguarda la vitamina C, per esempio, solo l'uomo, alcune scimmie, il porcellino d'india e alcuni pipistrelli devono assumerla con il cibo. Tutti gli altri la producono autonomamente. Molto probabilmente, quando i nostri antenati vivevano nelle foreste, l'abbondanza di vegetali e di frutta forniva loro tutta la vitamina C necessaria. Di conseguenza, fu favorita, a livello evolutivo, la mutazione che non produceva più quella sostanza, liberando energia a livello cellulare per altri processi. [6]

Ogni vitamina ha un campo d'azione specifico nel nostro corpo, che comporta reazioni chimiche diverse e complesse. Per darvene un'idea, vediamo cosa succedeva a livello biochimico ai poveri marinai bloccati tra i ghiacci del Canada.

---

[5] *Martini E (2002). "Jacques Cartier witnesses a treatment for scurvy". Vesalius. 8 (1): 2–6. PMID 12422875.*

[6] PAULING, L.: Evolution and the need for ascorbic acid. Proc. Nat. Acad. Sc. 67:1643-1648, 1970.

Una treccia impossibile da fare

Il collagene è una proteina presente in abbondanza nel nostro corpo, che serve principalmente a "riempire" e "tenere insieme" i nostri organi e i vari tessuti. Questa proteina, per assolvere questa funzione, deve chiaramente avere una struttura molto robusta. Se prendete tre fili e li attorcigliate tra loro continuando a girarli, otterrete una specie di corda molto più resistente. La struttura del

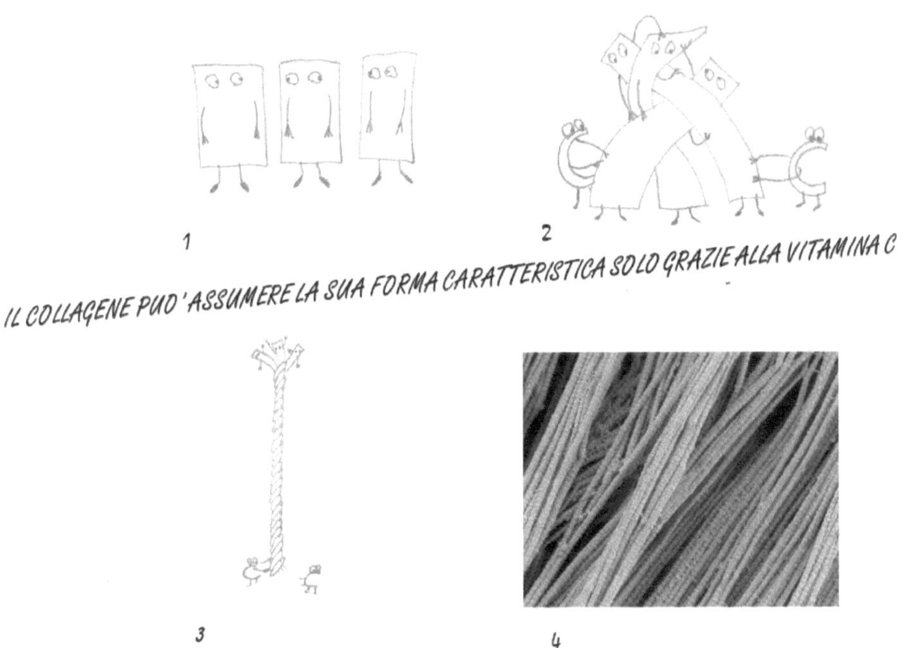

collagene è la stessa: si tratta di tre filamenti di aminoacidi attorcigliati tra loro per formare una "corda" robusta che può tenere insieme i nostri fragili organi interni, i tessuti, e così via.

Affinché ciascuno di questi filamenti assuma questa forma "attorcigliata", è necessario che alcuni degli aminoacidi che lo compongono (chiamati prolina) siano trasformati dalle cellule del nostro corpo in una loro versione leggermente modificata: l'idrossiprolina. E nella reazione chimica che trasforma la prolina in idrossiprolina la vitamina C (chiamata anche acido ascorbico) è fondamentale. [7]

Quindi ecco cosa succedeva ai marinai: a causa della loro dieta priva di vitamina C, le cellule del loro corpo non erano in grado di trasformare l'aminoacido prolina nella versione idrossiprolina. Senza idrossiprolina, le molecole di collagene non potevano assumere la loro forma attorcigliata (era come cercare di fare una treccia con dei rami secchi...), e di conseguenza il collagene era molto più instabile. Senza il collagene a tenere insieme i tessuti interni, ecco apparire le macchie di sangue, gli edemi e così via.

Naturalmente i compiti della vitamina C non si esauriscono qua. Ogni vitamina è multitasking, ed è quindi coinvolta in moltissime reazioni diverse. Sempre come esempio, è noto nella cultura popolare che la stessa vitamina C aiuta a rinforzare il sistema immunitario; a livello biochimico questo è confermato da una serie di processi a livello cellulare.

Ad esempio, la nostra amica aumenta la produzione degli interferoni (proteine prodotte da una cellula attaccata da un virus, che aumentano la resistenza allo stesso delle cellule vicine); favorisce la moltiplicazione dei globuli bianchi (i difensori del nostro corpo), e così via. [8]

Non vogliamo qui annoiarvi a morte con la descrizione dettagliata di tutti i processi chimici legati alle varie vitamine, però pensiamo possa essere utile un breve vademecum delle loro funzioni, dei sintomi da carenza e dei cibi dove possiamo trovarle. Potete trovare questa breve guida al termine del libro, nell'Appendice A.

Vi consigliamo di dare un'occhiata specialmente ai vari cibi che sono ricchi delle diverse vitamine. Ancora una volta, non c'è bisogno di impazzire con centrifugati di ottanta verdure diverse: l'importante è avere un'alimentazione la più ricca e

---

[7] Myllylä, R.; Majamaa, K.; Günzler, V.; Hanauske-Abel, H. M.; Kivirikko, K. I. (1984). "Ascorbate is consumed stoichiometrically in the uncoupled reactions catalyzed by propyl 4-hydroxylase and lysyl hydroxylase". *J. Biol. Chem.* 259 (9): 5403–5. PMID 6325436

[8] Med Monatsschr Pharm. 2009 Feb;32(2):49-54; quiz 55-6., [Vitamin C and immune function].Ströhle A[1], Hahn A.

variata possibile. Se si assumono cibi freschi tutti i giorni, e se si varia nella scelta, si dovrebbe teoricamente essere al riparo dalla mancanza di vitamine.

Perché abbiamo scritto "teoricamente" e abbiamo usato il condizionale? Il motivo è che, a onor del vero, la frase sopra sarebbe stata assolutamente corretta negli anni cinquanta del secolo scorso, ma oggi lo è un po' meno, e temiamo che con l'andare del tempo lo sarà sempre di più.

Il fatto è che i prodotti vegetali si stanno impoverendo del loro contenuto di sostanze nutritive (vitamine in primis).

Uno studio del 2004[9] ha comparato il contenuto di alcune sostanze nutritive di 43 tipi diversi di vegetali comuni tra il 1950 e il 1999. I risultati mostravano un declino drammatico delle proprietà nutritive; ad esempio la vitamina B2 era calata del 38% rispetto al passato.

La stessa tendenza è stata confermata da svariati altri studi; per citarne solo uno[10], l'analisi delle differenze tra i cibi comprati nei supermercati canadesi tra il 1951 e il 1999 ha evidenziato, ad esempio, che le patate avevano perso quasi la totalità della vitamina A e quasi il 60% della vitamina C, e che i consumatori dell'epoca avrebbero dovuto mangiare otto arance per ottenere la stessa quantità di vitamina C che i loro nonni avevano da uno solo di quei frutti...

Cosa sta accadendo? Si tratta forse di una cospirazione occulta per far venire a tutti lo scorbuto? I complottisti possono, per ora, dormire sonni tranquilli: c'è più di una spiegazione scientifica alla de-vitaminizzazione dei cibi.

In campagna senza puzza

---

[9] Changes in USDA food composition data for 43 garden crops, 1950 to 1999. Davis DR1, Epp MD, Riordan HD. J Am Coll Nutr. 2004 Dec;23(6):669-82.

[10] Picard, Andre'. "Today's fruits, vegetables lack yesterday's nutrition." Globe & Mail Toronto, ON, Canada, July 6, 2002, A1

La perdita delle vitamine è andata di pari passo con lo svanire della puzza della campagna. I campi di un tempo, d'estate, erano saturi dell'inebriante aroma della cacca di cavallo e di mucca. I contadini la usavano perché sapevano che avrebbe dato al terreno la forza e la vitalità per produrre piante forti e nutrienti: i sali minerali presenti naturalmente nella fetida sostanza marrone, assorbiti dalle radici delle piante insieme all'acqua, sono infatti la base di numerose reazioni biochimiche, tra cui quelle dalle quali traggono origine le vitamine.

A partire dal secondo dopoguerra, i concimi sintetici hanno sempre più sostituito quelli di origine animale. Le campagne ne hanno guadagnato in profumo, ma sicuramente perso in ricchezza del suolo. I concimi sintetici, infatti, sono composti dai tre minerali principali di cui il regno vegetale ha bisogno: azoto, potassio e fosforo. Mancano però, molto spesso, di una moltitudine di altri minerali (come calcio, magnesio, zolfo, cloro...) che, sebbene non influiscano direttamente sulla crescita delle piante, quando mancano portano squilibri nelle proprietà nutrizionali delle stesse. È come voler colorare un disegno con solo il rosso, il blu e il giallo: si può fare, ma il risultato non è di sicuro il migliore possibile.

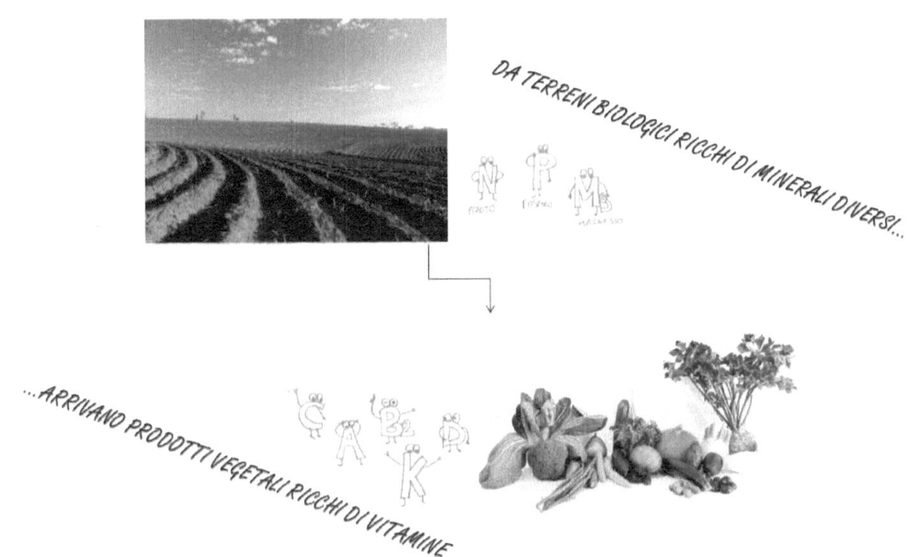

A peggiorare le cose ci si sono messi altri fattori, come l'uso di pesticidi e l'inquinamento, oltre all'esagerato sfruttamento del suolo per l'intensificazione dell'agricoltura.

Che cosa possiamo fare a riguardo (non potendo, naturalmente, concimare i campi al posto dei cavalli...)?

Come prima cosa, possiamo ovviamente cercare di sopperire alla qualità con la quantità. Inserire in abbondanza nella propria alimentazione frutta, verdura e gli altri cibi freschi ricchi di vitamine elencati nell'Appendice A è di sicuro una buona idea.

Inoltre, per quanto detto sopra, gli ortaggi e i frutti con più vitamine sono quelli che vengono da campi con tecniche di coltivazione più simili a quelle del passato: rotazione delle colture, concimi naturali, focus su qualità dei prodotti anziché su quantità e velocità. Ci sono buone possibilità che i cibi certificati come biologici abbiano queste caratteristiche.

Se avete la fortuna di poter accedere a mercatini di prodotti biologici locali siete su una buonissima strada (inoltre, il trasporto dei prodotti agricoli in lunghi viaggi è un'altra delle cause del loro impoverimento in vitamine: sempre meglio comprare locale!). Se comprate prodotti biologici al supermercato, invece, può valere la pena dare un'occhiata al sito internet del produttore, per vedere se ci sono informazioni su come tratta le proprie colture.

Inoltre, è sempre meglio preferire frutta e verdura di stagione. Oltre ad essere più buona, ha più probabilità di essere cresciuta naturalmente. Non disdegnate le verdure surgelate: il freddo estremo "blocca sul posto" le sostanze nutritive di prodotti che spesso sono raccolti quando sono di stagione.

Se, in aggiunta, volete assumere un multivitaminico per essere sicuri di apportare tutte le vitamine che il vostro corpo necessita, male non fa. Riguardo agli integratori, ci sono concezioni molto diverse dalle due parti dell'oceano Atlantico. Mentre nella vecchia Europa si procede con cautela e gli specialisti tendono a consigliare di assumere i nutrienti solo attraverso il cibo, in America pastiglie e pastiglioni curano ogni male.

La verità sta nel mezzo: è chiaro che la prima fonte di vitamine deve essere il cibo, ma vista l'importanza e la varietà di queste sostanze, e tenendo in conto il fatto che i cibi ne sono sempre più poveri, assumere con moderazione un integratore non è una cattiva idea.

Ogni anno si fanno, tra l'altro, scoperte nuove sulle vitamine e sulle loro proprietà (ad esempio il loro ruolo nella prevenzione dei tumori è un tema molto d'attualità); non è quindi da escludere che ci siano benefici che ancora non conosciamo.

Ma una città del ventunesimo secolo in Europa o negli Stati Uniti dovrebbe essere molto diversa da una nave intrappolata dai ghiacci nel Canada. Possibile che nel mondo degli smartphones ci possa ancora essere un tema di carenza di vitamine?

Durante un convegno di ricercatori in Italia[11], nel 2015, è stato esposto un dato abbastanza sconcertante: l'80% della popolazione del paese è carente di vitamina D. Il crescente numero di casi di osteoporosi, e probabilmente anche di malattie degenerative (come Alzheimer e Parkinson), diabete e patologie polmonari sarebbe proprio legato a questa mancanza.

Anche nel nostro mondo sviluppato, quindi, i problemi legati alla carenza di vitamine sono presenti. Non diamo quindi per scontate queste eclettiche sostanze: possono fare la differenza nella qualità della nostra vita… e forse anche salvarcela.

I sali minerali si differenziano dalle vitamine perché sono composti inorganici, cioè privi di carbonio. Come le vitamine, i sali minerali svolgono funzioni essenziali per la vita dell'organismo; nell'appendice B alla fine del libro potete vedere l'elenco dei sali di cui il nostro organismo ha bisogno, i cibi che ne sono ricchi e le principali funzioni che svolgono.   Rispetto agli altri nutrienti, il fabbisogno giornaliero di sali minerali è minimo. Ma, poiché vengono continuamente eliminati con sudore, urina e feci, è necessario assumerli con una corretta ed equilibrata alimentazione. Nessun essere vivente è in grado di sintetizzare autonomamente alcun minerale, e ancora una volta una dieta ricca e varia è la chiave per non lasciarne indietro nessuno.

---

[11] «Ipovitaminosi D - manifestazioni cliniche e patologie correlate relativo», gruppo di ricercatori coordinato da Carlo Foresta

3.I grassi

"Credo che se mangio un panetto di burro e nessuno mi vede, quelle calorie non contino"

Dr. Isobel 'Izzie' Stevens (Katherine Heigl), Grey's Anatomy

I grassi sono brutti, sporchi, cattivi e ributtanti, vero? "Togli il grasso dal prosciutto e dalla carne!", "Non mettere tutto quell'olio!", "Niente burro mi raccomando!" ...

Quanto di tutto questo è vero? La pancetta dentro il piatto ci sta guardando minacciosa, o solo stupita dai nostri clamorosi errori di valutazione?

I lipidi, o grassi, sono uno dei principali composti organici che permettono la vita. La loro reputazione nella nostra società non è, però, tra le migliori. Vediamo di conoscerli meglio per fare un po' più di chiarezza.

Il segreto di Pioppi

Pioppi è un piccolo paese italiano di circa trecento abitanti, vicino a Salerno. Ha spiagge meravigliose, un mare blu e un pittoresco castello. Ma, a parte questo, Pioppi è stata la sede di una rivoluzione moderna che ha colpito tutto il mondo.

In questo pittoresco borgo, infatti, si stabilì nel 1962 il biologo statunitense Ancel Keys, il quale, affascinato dai dati sulla bassa incidenza di patologie cardiovascolari del sud Italia, decise di trasferire il quartiere generale dei suoi studi in un luogo ove potesse sperimentare sulla sua pelle lo stile di vita dei locali.

Essendosi probabilmente accorto che una vita a base di sole, mare, relax e pesce fresco non era così male, Keys rimase a Pioppi per quarant'anni, tutto il resto della sua vita. Le conclusioni alle quali giunse (era l'alimentazione a base di legumi, olio extra-vergine di oliva, pane, pasta, verdura, frutta, pesce e pochissima carne la responsabile dell'effetto benefico sulla popolazione locale) sono oggi globalmente conosciute come dieta mediterranea.

Se i grassi avessero un nemico mortale, questo sarebbe Keys. Gli studi sulla popolazione italiana fanno infatti parte di un ciclo di analisi più ampio partito negli anni cinquanta, chiamato "Seven Countries Study", che confrontò le abitudini alimentari di circa 12.000 persone in sette Paesi (Italia, Olanda, Jugoslavia, USA, Finlandia, Giappone, Grecia). Il risultato rivelò al mondo che il numero di morti per infarto era molto più basso presso le popolazioni mediterranee rispetto, ad esempio, ai paesi anglosassoni e nordeuropei dove la dieta era ricca, ahimè, di grassi (carni rosse, burro, latte intero, strutto)[12].

Gli studi di Keys gli valsero una copertina del prestigioso Times, e segnarono l'inizio della demonizzazione dei grassi. Dagli anni sessanta agli anni novanta, il mondo occidentale mosse un'enorme crociata contro tutto ciò che conteneva grassi: carni rosse, uova, addirittura l'olio d'oliva erano improvvisamente diventati veleno. Gli scaffali dei supermercati si riempirono di prodotti "light", "scremati", "dietetici" e "a basso contenuto di grassi", e la base della cosiddetta "piramide alimentare" divennero i carboidrati, visto che occorreva un cibo senza grassi che potesse sostituire tutto ciò che era stato bollato come malsano.

Il presidente della National Academy of Sciences, Philip Handler, nel 1980, sentenziò: "Ci stiamo imbarcando in un enorme esperimento nutrizionale".

Molte voci oggi sentenziano che l'esperimento è fallito.[13] Nel mondo occidentale, infatti, negli ultimi decenni le persone sono in media molto più grasse; malattie cardiovascolari e infarto continuano a essere una tra le principali cause di morte, e il diabete del tipo due è aumentato del 166% dagli anni ottanta.

---

[12] AA.VV., *Seven Countries: A Multivariate Analysis of Death and Coronary Heart Disease*, Harvard University Press, 1980 ISBN 0674802373
[13] TIME Vol. 183, NO. 24 | 2014 di Bryan Walsh: "Ending the war on fat".

A quanto pare, la demonizzazione dei grassi in favore di cibi ad alto contenuto di carboidrati raffinati ha fatto molto più male che bene al mondo intero. Cos'è successo esattamente, e che ne è della sana dieta mediterranea?

Partiamo dagli studi di Keys. Per prima cosa, il biologo, quando selezionò i famosi sette paesi, scelse volutamente solo quelli che confermavano le sue teorie (tanti grassi=tante malattie; pochi grassi=poche malattie), scartando ad esempio nazioni come Germania, Francia, Svizzera o Svezia, dove il consumo di grassi era elevato ma l'incidenza delle malattie cardiache non lo era.

Inoltre, sono emersi vari errori di metodologia nelle sue ricerche: solo per fare un esempio, le rilevazioni nell'isola di Creta vennero fatte durante la Quaresima, quando il consumo di carne e formaggio era molto più basso del normale. Soprattutto, lo studio non tenne in conto il fatto che, negli anni cinquanta, l'alimentazione nel sud dell'Europa era fortemente impoverita dalle conseguenze della seconda guerra mondiale, che aveva portato ovunque povertà e devastazione; molti prodotti tipici locali (a base di carne e latticini, quindi grassi) non si consumavano come al solito. Già durante i suoi anni in Italia, Keys si lamentava di come il mondo esterno stesse contaminando le sane abitudini locali, con carne e latticini che comparivano nei ristoranti. Il nostro amico non valutò, però, la possibilità che il ritrovato benessere stesse semplicemente facendo di nuovo emergere le reali abitudini alimentari locali.[14]

Proviamo ad aprire un libro di ricette del 1935[15] e leggiamo quello che si dice della cucina tradizionale della soleggiata Sardegna, una delle isole più belle d'Italia:

"Uno dei sistemi preferiti per preparare la pasta corta è cuocerla nel grasso d'agnello o di maiale... insieme a pezzettini di agnello o di maiale, pomodori a cubetti, aglio tritato e cagliata, il tutto con poca acqua e sale e inumidito con un po' di brodo di selvaggina, quando ce n'è.". Gli gnocchi vengono "serviti con sugo di pomodoro o di carne e formaggio pecorino". La polenta è accompagnata da "carne di maiale salata macinata, tocchetti di salsiccia e formaggio grattugiato".

---

[14] *Wise Traditions in Food, Farming and the Healing Arts*, periodico della Weston A. Price Foundation, Primavera 2000
[15] "Recipes of all nations", 1935, Marcelle Azra Hincks as Countess Morphy

La cucina tradizionale italiana è piena di grassi, non solo nei condimenti (burro nel nord, strutto nel centro, olio d'oliva nel sud), ma anche nelle carni: il maiale, ad esempio, si consuma ovunque soprattutto sotto forma di salumi. I formaggi sono la quintessenza della cultura culinaria locale; le uova erano, soprattutto nei tempi passati, indispensabili come fonte di nutrimento a basso costo; le fritture sono pane quotidiano nel sud, e che dire del gelato, grande tradizione italiana?

Anche cambiando angolo del mondo, le evidenze empiriche assolvono i nostri imputati grassi. Solo per fare alcuni esempi:

Gli ebrei che vivono nello Yemen (alimentazione ricchissima in grassi di origine animale) e gli ebrei yemeniti che vivono in Israele (dieta povera di grassi animali ma ricca di zucchero) hanno livelli molto diversi di diabete e malattie cardiache, ma sono gli yemeniti mangia-grassi ad avere molto meno problemi con queste malattie.[16]

Gli eschimesi, che hanno una dieta ricchissima di grassi da animali e pesci marini, sono praticamente immuni dalle malattie cardiache, e in genere molto resistenti, tanto che si è parlato di "paradosso degli Inuit".[17]

A Okinawa, in Giappone, si ha la vita media più elevate della nazione, e un consumo molto alto di carne di maiale e strutto usato come condimento.[18]

La deliziosa cucina francese è il trionfo del grasso saturo: burro, formaggio, uova, panna, carni e paté. Eppure l'incidenza delle malattie coronariche è tra le minori in Europa, e tocca i suoi picchi minori proprio in quelle regioni, come la Guascogna, dove fegato d'oca e d'anatra sono una religione.[19]

---

16 Case Studies in Physiology and Nutrition, Lynne Berdanier,Carolyn D. Berdanier, CRC Press, 2009

17 Coronary heart disease in Greenland Inuit: a paradox. Implications for western diet patterns, Dyerberg J, Arctic Medical Research, 1989

18 Tradizioni Alimentari, Sally Fallon,Mary Ening, PhD, 2009

19 *Ferrieres, J. (2004). "The French Paradox; Lessons for other countries". Heart 90 (1): 107–111.doi:10.1136/heart.90.1.107. PMC 1768013. PMID 14676260.*

Queste informazioni contraddicono chiaramente le credenze popolari sui grassi, ancora basate sulle ipotesi di Keys. Chi ha ragione? Ripartiamo dalla biochimica per avere una risposta.

Una questione di curve

I grassi, o lipidi, sono sostanze organiche non solubili in acqua.

La maggior parte dei grassi alimentari e dei grassi del nostro organismo sono composti da tre molecole chiamate acidi grassi legate insieme da una molecola chiamata glicerolo o glicerina (che si trova anche in molti cosmetici, e che può essere usata pure come lassativo). Il grasso risultante, proprio in onore dei suoi componenti, si chiama trigliceride.

Gli acidi grassi che compongono i trigliceridi si possono classificare così:

Gli acidi grassi saturi hanno una struttura molecolare caratterizzata da legami cosiddetti singoli, e per questo motivo le loro molecole sono rigide e dritte, e si compattano fittamente. Questo gli permette di essere solidi a temperatura ambiente (ad esempio il burro).

Negli acidi grassi monoinsaturi, invece, la catena molecolare ha a un certo punto un doppio legame, che le fa fare una "curva". Questo rende più difficile per le molecole compattarsi, e infatti questi grassi sono generalmente liquidi a temperatura ambiente (pensiamo all'olio d'oliva).

Gli acidi grassi polinsaturi hanno due doppi legami e quindi una struttura molecolare ancora più complicata, a causa della quale sono liquidi anche quando refrigerati e irrancidiscono facilmente. I più diffusi sono l'omega 3 e l'omega 6, chiamati anche grassi essenziali perché il nostro organismo non riesce a produrli da solo.[20]

---

[20] Nelson, D. L.; Cox, M. M. (2000). *Lehninger, Principles of Biochemistry* (3rd ed.). New York: Worth Publishing. ISBN 1-57259-153-6.

I cibi contengono generalmente un mix dei tre tipi di acidi grassi; in generale, gli alimenti di origine animale (carne rossa, latticini...) contengono circa il 40-60% di grassi saturi, mentre quelli di origine vegetale (olio d'oliva, frutta secca) contengono una preponderanza di acidi monoinsaturi e polinsaturi. Fanno eccezione il pesce grasso (ad esempio il salmone), che pur essendo un alimento di origine animale, è ricco di grassi insaturi, e gli oli tropicali (palma, cocco), che pur essendo di origine vegetale sono molto saturi.

Detto questo, quali sono gli effetti di questi tipi di grassi sul nostro organismo? Le opinioni riguardo a chi siano i buoni e chi i cattivi non sono state, nel corso del tempo, sempre concordi. Vediamo di capire qualcosa di più.

La torre del burro

Nell'antichità, i grassi animali, per il loro potere di fornire energia di riserva, erano tenuti in grande considerazione, specialmente nei periodi più soggetti a carestie. Addirittura, nel Medioevo, le classi più benestanti del Nord Europa cominciarono ad acquistare dalla Chiesa speciali indulgenze che permettevano loro i poter consumare questo alimento anche nei periodi proibiti, come la Quaresima, senza turbare il Creatore. A un certo punto, il commercio di queste speciali indulgenze divenne un vero e proprio affare per il Vaticano, tanto che una delle torri della cattedrale di Rouen, in Francia, si chiama "torre del burro" proprio perché è stata finanziata in questo modo. Martin Lutero, nei suoi scritti contro i cattolici, tuonò: "Sappiate che a Roma il clero ride dei nostri digiuni e diritti rubati, costringendo noi stranieri a mangiare olio con cui non ungerebbero i loro stivali, vendendoci poi la libertà di ricomprarceli, pagando per mangiare il burro e tutto il resto!".[21]

Se il lavoro di Keys ha fatto disinnamorare poi l'umanità dai grassi, demonizzando in particolare quelli saturi, le scoperte biochimiche più recenti hanno messo un po' d'ordine nella confusione:

I tanto vituperati grassi saturi sono stati per decenni accusati di ostruire le arterie e provocare problemi cardiovascolari. In realtà, gli studi più recenti[22] hanno dimostrato che non sono tanto i grassi saturi i principali responsabili delle malattie cardiovascolari, quanto piuttosto i grassi idrogenati (che conosceremo tra poco), l'eccesso di carboidrati raffinati (zucchero e farina bianca), e la carenza di minerali e vitamine (in particolare magnesio, iodio, selenio, vitamina C, B6, B12). Vedremo più avanti nel libro in dettaglio il ruolo dei carboidrati nei problemi cardiovascolari; per ora ci è sufficiente notare che il modo migliore per trattare le malattie

---

[21] *La mia vita al burro*, Philippe Léveillé, 2015

[22] Added Sugar Intake and Cardiovascular Diseases Mortality Among US Adults. Quanhe Yang, PhD; Zefeng Zhang, MD, PhD; Edward W. Gregg, PhD; W. Dana Flanders, MD, ScD; Robert Merritt, MA; Frank B. Hu, MD, PhD, *JAMA Intern Med.* 2014;174(4):516-524. doi:10.1001/jamainternmed.2013.13563.

cardiache non è quello di concentrarsi sulla riduzione dei grassi saturi, ma quello di mantenere un'alimentazione il più possibile bilanciata e ricca di nutrienti, nonché povera di carboidrati raffinati.

Inoltre, i grassi saturi hanno molti effetti benefici sull'organismo e sono anzi essenziali per la vita stessa: sono ciò che dà alle nostre cellule l'integrità; hanno un ruolo essenziale nel fissare il calcio alle ossa; proteggono il fegato dalle tossine (incluso l'alcool), rafforzano il sistema immunitario; hanno un ruolo essenziale nella produzione di ormoni e nel corretto funzionamento delle fibre nervose. Eliminarli dalla dieta è, quindi, una pessima idea.[23]

Per quello che riguarda i grassi monoinsaturi, da tempo sono stati riconosciuti come "buoni", ed è vero: proteggono il cuore riducendo la pressione; abbassano il rischio di malattie cardiache e proteggono dalle infiammazioni.[24] Via libera, quindi all'olio di oliva (extravergine!) sull'insalata.

Venendo infine ai grassi polinsaturi, attenzione perché non tutti sono così benefici. Ad esempio, gli omega 3 (di cui sono ricchi i pesci grassi e la frutta secca) combattono le infiammazioni, aiutano a tenere sotto controllo la coagulazione del sangue e riducono la pressione sanguigna. Gli omega 6, d'altro lato (che la maggior parte di noi non ha difficoltà ad assumere, pensate che nella dieta occidentale il rapporto con gli omega 3 è di 10 a 1!) possono essere dannosi per il cuore e, secondo alcuni studi,[25] responsabili, se consumati in quantità troppo elevate, addirittura di danni al fegato e al sistema immunitario, disturbi digestivi, depressione e crescita ridotta.

---

[23] Y MARY ENIG, PHD, IN THE MAGAZINE *Wise Traditions in Food, Farming and the Healing Arts*, Spring 2004.

[24] Egert S, Kratz M, Kannenberg F, Fobker M, Wahrburg U. "Effects of high-fat and low-fat diets rich in monounsaturated fatty acids on serum lipids, LDL size and indices of lipid peroxidation in healthy non-obese men and women when consumed under controlled conditions". *Eur J Nutr*. 2011;50(1):71-79. PMID: 20521076 www.ncbi.nlm.nih.gov/pubmed/20521076.

[25] FOOD REVIEWS INTERNATIONAL Vol. 20, No. 1, pp. 77–90, 2004 Omega-6/Omega-3 Essential Fatty Acid Ratio and Chronic Diseases Artemis P. Simopoulos* The Center for Genetics, Nutrition and Health, Washington, D.C., USA

Questi grassi sono presenti in alcuni oli vegetali industriali, e inoltre in molti snack e cibi confezionati.

Questo perché, per le motivazioni biochimiche viste sopra, questi grassi irrancidiscono facilmente. Il processo di irrancidimento coinvolge una serie di trasformazioni chimiche che generano, tra gli altri sottoprodotti, anche alcuni radicali liberi, vere e proprie "mine vaganti" nel nostro organismo responsabili di danni cellulari e dell'invecchiamento dei tessuti.

I grassi zombie

Un discorso a parte merita una classe molto particolare di grassi di cui non abbiamo finora parlato: i grassi idrogenati. Loro, sì, sono i "cattivi". Sempre e comunque. Più di Crudelia Demon e Darth Vader messi insieme. Si tratta di grassi modificati artificialmente, e quindi non presenti in natura. Con l'idrogenazione si aggiungono atomi di idrogeno a molecole di grassi polinsaturi (normalmente si usano i più economici oli di soia, mais, cotone e canola, spesso già rancidi dal processo di estrazione) per trasformarli artificialmente in grassi che siano solidi anziché liquidi. Il vantaggio per i produttori è quello di avere una base alimentare molto più economica del burro, e a scadenza molto lunga. La margarina è composta di grassi idrogenati: appoggiate un panetto di margarina sul tavolo della cucina; rimarrà inalterato per giorni, senza essere attaccato dai microorganismi, proprio grazie ai grassi parzialmente idrogenati.

Che cosa rende i grassi idrogenati così letali per noi? Il fatto che, a causa del processo d'idrogenazione, è molto facile che le molecole di grasso subiscano un'ulteriore trasformazione chimica che li fa diventare grassi trans, terribili tossine per il nostro organismo. Infatti, gli enzimi che lavorano i grassi non riconoscono questi "zombie" come tali, e non sono in grado di processarli. Il loro consumo è legato ad arteriosclerosi, malattie coronariche[26] e, si suppone, a rischi di ictus, diabete e obesità.

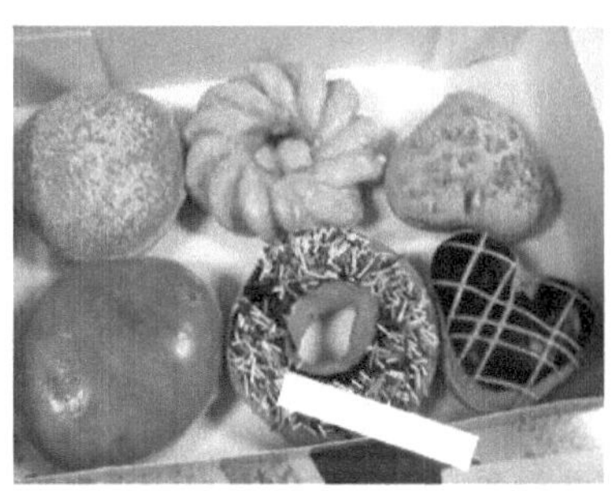

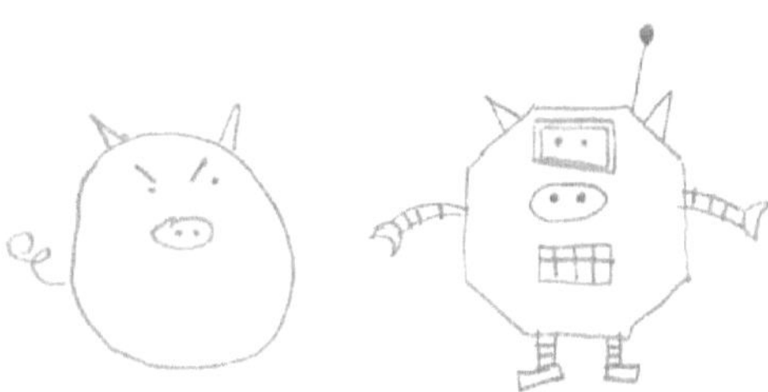

Oltre alla margarina, i grassi idrogenati sono contenuti soprattutto in cibi industriali: fast food, snack dolci e salati, merendine, e così via. Evitateli come la peste! Non esitate a cercare la dicitura "grassi idrogenati" o "parzialmente idrogenati" sulle etichette. Attenzione anche alla semplice dicitura "grassi

---

[26] *Booyens J, Louwrens CC, Katzeff IE., The role of unnatural dietary trans and cis unsaturated fatty acids in the epidemiology of coronary artery disease., in Med Hypotheses., vol. 25, n° 3, 1988, p. 175–82,* DOI:10.1016/0306-9877(88)90055-2, PMID 3367809

vegetali" ... in realtà, la cosa migliore che si possa fare è di consumare cibi industriali di questo tipo il meno possibile.

Ricapitolando: nessuna paura dei grassi, neanche di quelli saturi, se questi si trovano in prodotti naturali. Madre natura non è stupida, e ci fa trovare nei prodotti non trattati industrialmente sostanze che sono buone per noi, nelle giuste proporzioni. Mantenete un buon equilibrio di grassi saturi, polinsaturi e monoinsaturi consumando tanti cibi diversi: l'ideale sarebbe ripartire in modo uguale questi tre tipi di grassi.

Inoltre, all'interno della categoria dei polinsaturi, il rapporto tra omega 3 e 6 dovrebbe essere pure di uno a uno. Come guida, potete leggere l'appendice C al termine del libro, che vi informa sul contenuto dei diversi tipi di grassi di molti cibi.

Un po' di grasso non fa male, ovvio che non può essere la base dell'alimentazione, soprattutto per il suo elevato contenuto calorico.

Ritorneremo sull'argomento, vedendo in dettaglio la relazione tra grassi e peso corporeo, più avanti.

Nella spazzatura invece i cibi industriali, con i loro grassi idrogenati e con le pericolose sproporzioni di grassi polinsaturi a favore dei più pericolosi omega 6.

4.Carboidrati

Il carboidrato ha avuto, negli ultimi anni, un mostruoso calo di popolarità. Quasi come un ex divo caduto in disgrazia, è passato da essere la base della famosa piramide alimentare, fonte di energia, fondamento della nutrizione… a rappresentare il male assoluto, la causa principale dell'aumento di peso e in alcuni casi di problemi anche più seri.

Cerchiamo di mettere un po' d'ordine. Chimicamente parlando, i carboidrati sono una famiglia di molecole con alcune caratteristiche comuni, tra le quali la presenza di atomi di carbonio, ossigeno e idrogeno organizzati in forma di catena.[27]

I carboidrati più semplici hanno una catena formata da un solo anello e si chiamano monosaccaridi o zuccheri semplici. Alcuni dei monosaccaridi principali sono il glucosio (chiamato anche destrosio), il più diffuso in natura; il fruttosio (abbondante nella frutta) e il galattosio (presente nel latte).

Unite due monosaccaridi e avrete una piccola catena formata da due anelli: un disaccaride. Il più conosciuto è il saccarosio (quello che noi chiamiamo comunemente zucchero), che si ottiene unendo glucosio e fruttosio; il lattosio (una molecola di glucosio e una di galattosio), che è lo zucchero del latte; il maltosio (due molecole di glucosio) che si trova nei cereali.

Via via che la catena si allunga si formano carboidrati più complessi e "lunghi": i polisaccaridi. Tra questi il glicogeno (che incontreremo più avanti) e l'amido, che è contenuto in cereali, legumi, patate.

---

[27] *Long Island University* (May 29, 2013). "The Chemistry of Carbohydrates" (PDF). brooklyn.liu.edu.

Gandhi e lo zucchero

Negli anni trenta del secolo scorso, una mamma indiana era preoccupata per la salute del figlioletto. Pare che quest'ultimo ingurgitasse dosi assurde di zucchero ogni giorno, e che fosse diventato un vero e proprio drogato di questa sostanza. Non essendoci, a quanto pare, nessun modo per placare la fame di dolce, la mamma afferrò il bimbetto e lo trascinò per miglia e miglia sotto il sole cocente per raggiungere il suo idolo - nientemeno che Mahatma Gandhi - e chiedergli di far ragionare il vorace pargolo.

Gandhi ascoltò benevolo la richiesta, poi attese in silenzio qualche istante, meditabondo, e infine disse alla madre di tornare dopo due settimane. Perplessa, la donna obbedì.

Quindici giorni più tardi la scena si ripeté, e questa volta Gandhi disse al bambino che avrebbe dovuto consumare meno zucchero, e il piccolo promise che avrebbe fatto del suo meglio.

La madre però era troppo curiosa, e non seppe trattenersi dal chiedere al Maestro perché avesse atteso due settimane.

"Due settimane fa, rispose Gandhi, anche io avevo un'ossessione per lo zucchero. Mi serviva questo tempo per liberarmene!"

Da un punto di vista spirituale, la storiella insegna che i grandi uomini vogliono supportare con la pratica del proprio vissuto i buoni consigli che danno; dal lato più concreto e pratico, ci mostra con un sorriso quanto sia facile per tutti lasciarsi andare al dolce zucchero.

Perché, in generale, amiamo tanto il gusto dolce? Semplicemente perché senza zuccheri non potemmo vivere.

Gli zuccheri semplici sono la benzina del nostro organismo. In ogni istante in cui siamo in vita, ogni nostra cellula brucia, dentro a minuscole fornaci chiamate mitocondri, glucosio e ossigeno per produrre energia (vedremo il processo in dettaglio più avanti). L'energia che ci serve per far battere il cuore, muovere i muscoli, respirare, pensare, stare in vita... viene principalmente dagli zuccheri. Il nostro sistema nervoso, in particolare, è un divoratore di glucosio, ne ha bisogno di più di cento grammi al giorno, altrimenti si può arrivare alla perdita dei sensi. Potreste però a questo punto rimanere interdetti. Se così stanno le cose, sembrerebbe che per vivere sia necessario ingoiare continuamente zollette di zucchero. Per fortuna non è così, vediamo il perché.

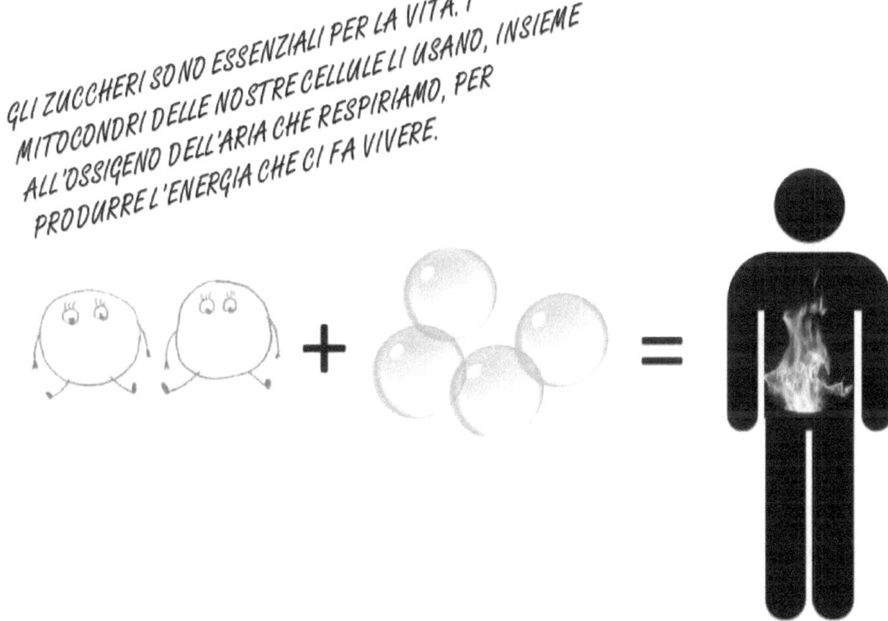

Il lamento della faraona

Vi presento una vecchia amica. Si chiama Hatshepsut, è nata in Egitto più di tremilacinquecento anni fa, ed è stata una donna faraona. Le voci sul suo conto paiono essere molto discordanti: alcune la dipingono come una bellissima donna, pacifista e molto amata dal suo popolo; altre come una megera assetata di potere.

Qualunque sia stata la reale personalità di questa simpatica cinquantenne (questa è l'età che aveva quando è morta), a noi interessa qui il suo stato di salute. Il fatto è che, grazie ad accurati esami fatti sulla mummia, resi possibili dal buon stato di conservazione che gli antichi egizi sapevano garantire ai loro morti, è emerso che Hatshepsut era obesa, diabetica e piena di carie ai denti.[28]

Gli stessi problemi sono abbastanza comuni alla maggior parte delle mummie egiziane analizzate finora, insieme a malattie cardiache e ipertensione. Il fatto paradossale è che gli antichi egizi non erano certo un popolo che si nutriva di fast food e caramelle gommose. Al contrario, i cibi prevalenti nella loro alimentazione susciterebbero l'applauso di buona parte dei nutrizionisti moderni: le fertili vallate del Nilo fornivano loro in abbondanza cereali integrali e frutta e verdura fresca. Lo zucchero era sconosciuto, al massimo si dolcificava un po' con il miele. E il consumo di carne, specialmente rossa, era ridotto al minimo (i buoi erano troppo preziosi, servivano per lavorare i campi).

Sappiamo già che i carboidrati complessi altro non sono che lunghe catene di carboidrati semplici. Il nostro apparato digerente non fa altro che prendere queste catene in mano e un po' alla volta – tac, tac, tac – spezzarle nei loro anelli di base. La lezione, che può essere un po' sconvolgente, è dunque questa: qualsiasi carboidrato è trasformato dal nostro corpo in zuccheri semplici, come fruttosio e glucosio.

---

[28] *Tooth May Have Solved Mummy Mystery*, By JOHN NOBLE WILFORDJUNE 27, 2007, New York Times

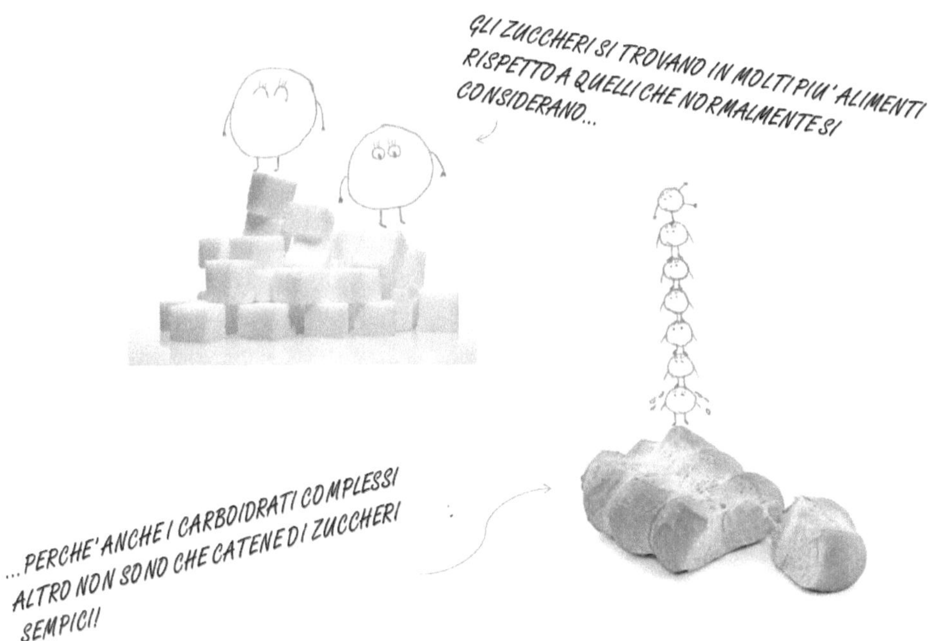

Non importa se ingoiamo farro biologico o un cioccolatino: tutto diventa zuccheri semplici quando è dentro di noi. Proprio così: quando mangiate qualsiasi tipo di cereale, anche il più sano, integrale e biologico, alla fine quello che arriva al vostro corpo è lo stesso che arriverebbe se mangiaste lo zucchero della dispensa a cucchiaiate. E lo stesso è valido per tutti i cibi che contengono amido, che come abbiamo visto sopra è un carboidrato: quindi pane, riso, pasta, patate, biscotti, e qualsiasi cereale. E idem per tutto lo zucchero contenuto nella frutta. Ecco perché non siamo obbligati ad assumere continuamente zucchero per restare in vita.

Ed ecco, inoltre, spiegati i guai con la salute della povera Hatshepsut (pace all'anima sua) e dei suoi sudditi: nonostante gli alimenti che assumevano fossero senza dubbio sani e di origine vegetale, l'alimentazione era fortemente squilibrata perché basata esclusivamente sui carboidrati e priva, o enormemente carente, degli altri nutrienti essenziali che abbiamo conosciuto finora, in primis proteine e grassi. E ogni tipo di dieta sbilanciata, come crediamo stia diventando evidente, è letale per il nostro organismo. L'obesità, il diabete e le malattie cardiache sono alcuni dei problemi legati alle diete troppo ricche di carboidrati.

Attenzione però: la fonte di carboidrati non è indifferente: non è una buona idea sostituire il pane integrale che mangiate ai pasti con caramelle gommose. Se è vero che tutti i carboidrati diventano zuccheri semplici, bisogna però sottolineare che l'effetto che un carboidrato fa sul nostro corpo dipende soprattutto dalla sua capacità di essere assorbito e metabolizzato più o meno lentamente. In generale, più l'assorbimento di un carboidrato è rapido, più questo fa male al nostro organismo.[29] Il saccarosio (lo zucchero bianco), ad esempio, è digerito velocemente perché basta spezzare un legame per scinderlo nei suoi due componenti: gli zuccheri semplici glucosio e fruttosio; per questo motivo è una sostanza sostanzialmente nociva per il nostro organismo, che va consumata con estrema moderazione. Gli amidi hanno più catene da spezzare, ma per rendere veramente "lento" il loro assorbimento è necessario assumerli da cereali integrali, perché le fibre in essi contenuti rallentano la digestione e l'assorbimento. Stesso discorso per gli zuccheri della frutta: la presenza di fibre e di altre sostanze rende l'assorbimento degli zuccheri più lento. Quindi, in effetti, assumere carboidrati da frutta e cereali integrali è molto meglio che assumerli da cereali raffinati e dolciumi. Vedremo nei capitoli seguenti in dettaglio la dimostrazione scientifica di tutti questi concetti.

---

[29] Am J Clin Nutr. 2007 Mar;85(3):724-34. Effects of a reduced-glycemic-load diet on body weight, body composition, and cardiovascular disease risk markers in overweight and obese adults, Maki KC, Rains TM, Kaden VN, Raneri KR, Davidson MH.

5.Facciamo un primo punto della situazione

Abbiamo conosciuto fin qui le molecole protagoniste della nostra biochimica interiore e siamo solo all'inizio del viaggio; tuttavia, mettendo insieme le informazioni generali viste finora ci sono già alcuni temi che possono farci riflettere. Ancora prima di parlare di metabolismo e di approfondire gli effetti dell'alimentazione sulla salute e sul peso corporeo, c'è qualche messaggio che ci siamo portati a casa su come dovremmo mangiare?

Come in un thriller, cerchiamo gli indizi e i punti in comune alle storie che abbiamo raccontato finora. Prima di proseguire nella lettura, provate a scorrere brevemente le pagine precedenti; riuscite a vederli?

Ce ne sono almeno due.

In primo luogo, l'importanza della varietà. Abbiamo visto che esistono sostanze che il nostro corpo non può produrre, e che devono essere necessariamente assunte dall'esterno: gli aminoacidi essenziali, gli omega tre, gli omega sei, le vitamine e i sali minerali; abbiamo visto anche quanto siano diversificati e vari gli alimenti che li contengono. Inoltre, dai paragrafi precedenti pensiamo sia molto chiaro che nessun nutriente fondamentale può essere lasciato indietro: tutti sono indispensabili alla nostra vita.

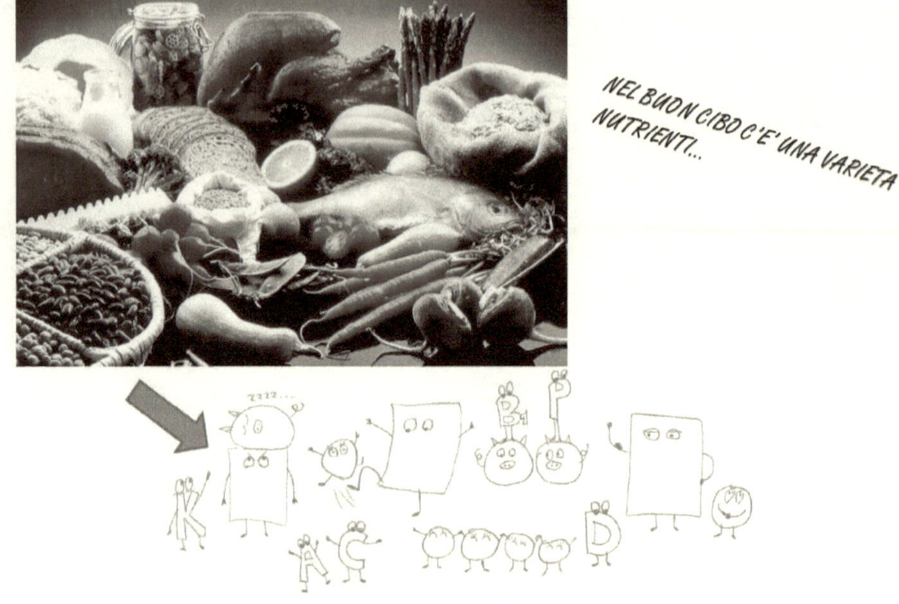

Quindi: per prima cosa le diete che escludono un tipo di nutriente sono in realtà dannose; inoltre, all'interno del proprio regime alimentare, più si variano gli alimenti più si hanno benefici. Potranno sembrare affermazioni "della nonna", banali e scontate, ma quanti di noi vi prestano davvero attenzione? Se mangiate sempre le stesse cose, a lungo andare questo priverà il vostro organismo di qualcosa di essenziale. Datevi la missione di sperimentare e di variare, il beneficio sarà enorme.

Il secondo punto è il più importante. Forse, è il consiglio più fondamentale di tutto il libro.

Quando ci si allontana troppo da madre natura, si fanno dei danni. Lo abbiamo visto, ad esempio, parlando di impoverimento dei terreni, di grassi trans, e di carboidrati derivanti da cerali raffinati.

Il nostro sistema digestivo e il nostro metabolismo si sono evoluti, nei millenni, "tarandosi" sui cibi semplici che i nostri antenati hanno avuto come unica forma di nutrimento: frutta, verdura, cereali integrali, carne, pesce, latticini, uova…

Ogni trasformazione industriale di questi cibi aggiunge, toglie o modifica sostanze lasciando il nostro corpo spiazzato e in pericolo. Quindi, solo per fare due esempi:

Non abbiate paura del grasso di una bella bistecca: ha una buona proporzione di grassi saturi e monoinsaturi, vitali per noi, ed è accompagnato dalle proteine e dagli altri nutrienti della carne. Abbiate invece paura del grasso idrogenato o omega 6 delle patatine che state mangiando all'aperitivo, del gelato industriale o dell'hamburger del fast-food

Non abbiate paura degli zuccheri della frutta fresca: la presenza delle fibre ne regola l'assorbimento, e le vitamine ed i sali minerali controbilanciano la loro presenza. Abbiate invece paura dello zucchero delle barrette o caramelle dolci comprate al supermercato, o dello zucchero che (zitto zitto) è presente in quantità abbondanti in quel succo di frutta che tenete in frigo e che vi sembra tanto

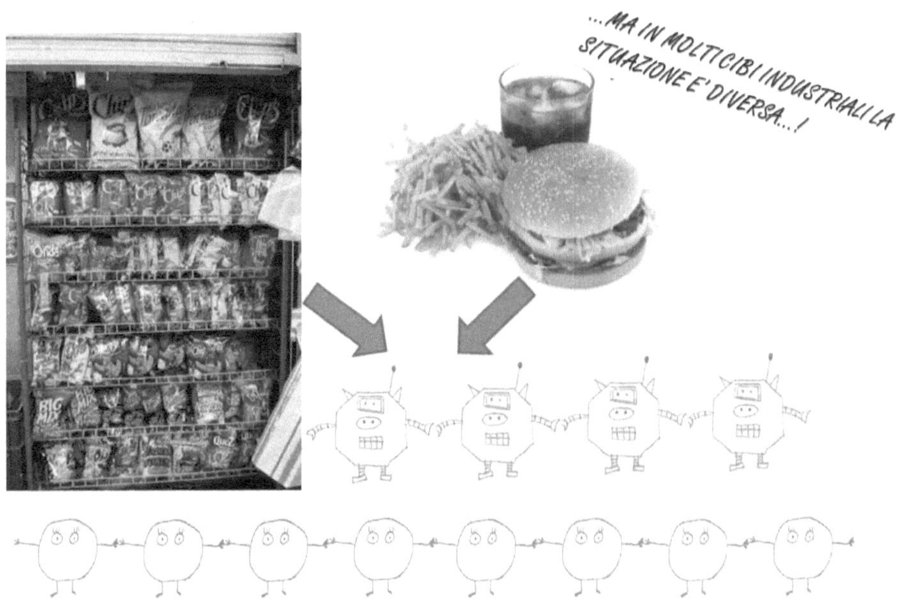

salutare

Ricordatevi: più qualcosa è vicino a come è in natura, meglio è. Volete fare un piccolo esperimento? Provate per un mese ad alimentarvi solo con prodotti identici, o vicinissimi a come si trovano in natura, cioè:

- carne e pesce grigliati

- latte fresco, yoghurt non zuccherato, formaggio e burro artigianali

- frutta e verdura fresche

- cereali integrali (non prodotti industriali contenenti cereali integrali... parliamo proprio dei chicchi: grano saraceno, farro, orzo, riso integrale...)

- uova fresche

- olio extravergine d'oliva come condimento

Niente zucchero (nel senso di saccarosio, adesso sappiamo cos'è!) e prodotti che lo contengono; niente cereali non integrali e loro derivati (tutto ciò che è fatto con la farina bianca); niente fritti e insaccati; nessun tipo di prodotto industriale.

Al termine del mese, potreste avere alcune piacevoli sorprese; potreste trovarvi con qualche chilo in meno nonostante non abbiate fatto nessuna apparente rinuncia; potreste trovarvi anche con più energie e più belli e in salute.

Semplicemente, avete mangiato cose fatte per essere mangiate da voi.

Questo, però, è solo l'inizio...

SECONDA PARTE

Il metabolismo

6.Gli enzimi e gli ormoni

Ci sono due tipi di sostanze che è indispensabile conoscere prima di poter parlare di metabolismo, se lo si vuole fare in modo scientifico: enzimi e ormoni.

L'uomo con un buco in pancia

Il 6 giugno 1822, William Beaumont, un medico di un remoto villaggio dell'isola di Mackinac, in Michigan, fu allarmato da un forte sparo che proveniva da un vicino magazzino. Si precipitò per vedere cosa fosse successo, e con suo enorme orrore trovò un ragazzo ventenne in una pozza di sangue. «Una ferita orribile", raccontò il medico nelle sue memorie, "grande quanto il palmo di una mano. Dalla camicia bruciacchiata sbucavano pezzi di costole, cartilagini e frammenti di cibo della colazione. Quando il ragazzo tossì fu chiaro da dove venissero: l'esplosione gli aveva perforato lo stomaco». Il povero ragazzo, che si chiamava Alexis St. Martin, aveva appena accidentalmente fatto partire un colpo dal suo fucile.

Beaumont non solo curò la ferita del ragazzo salvandogli la vita, ma decise di tenerlo a vivere con lui (Alexis era povero e analfabeta) dandogli un lavoro come assistente. Perché vi sto raccontando questa storia strappalacrime? Il motivo è che il caso clinico di Alexis divenne unico nella storia della medicina: quando la ferita si rimarginò, restò nel corpo del ragazzo una specie di "finestra" aperta sul suo stomaco, che si copriva con un lembo di pelle. Era quindi possibile osservare i processi digestivi del povero William in diretta.

Fino a quel momento la digestione dei cibi era considerata come un processo meccanico, di frantumazione da parte delle viscere dei bocconi che ingeriamo, tutt'al più completata da una non meglio precisata "fermentazione".

Quello che invece Beaumont riuscì ad osservare estraendo un pezzo di carne dalla "finestra" sullo stomaco, è che alcuni alimenti si scioglievano a poco a poco, trasformandosi in qualcos'altro, probabilmente a causa di qualche sostanza chimica.

Tenendo a freno a fatica Alexis (che era di temperamento un po' sanguigno e a volte non gradiva troppo le intrusioni al suo interno), Beaumont continuò ad osservare, notando che nello stomaco era presente un liquido acido che non era stato mai ingerito dal ragazzo, e dedusse che doveva essere stato prodotto dallo stomaco. Lo raccolse con una cannuccia e osservò come il succo digerisse diversi elementi, che richiuse in piccole fiale. Si accorse che il latte coagulava appena arrivato nello stomaco, e che per distruggere la carne occorreva molto meno tempo che per le verdure.[30]

È grazie a questo medico curioso e senza senso della privacy che cominciò la scoperta dei processi digestivi umani. I misteriosi succhi che "scioglievano" i cibi e che Beaumont chiudeva nelle provette funzionano grazie agli enzimi, i veri protagonisti di tutta la digestione.

Gli enzimi sono sostanze (principalmente proteine) specializzati nel favorire le reazioni chimiche che avvengono nell'organismo. Lavorano come operai specializzati: saldatori (che uniscono fra loro due molecole diverse formandone una più grande) o tranciatori (che dividono molecole grosse in parti più piccole). Gli enzimi che partecipano alla digestione degli alimenti sono proprio di questo secondo tipo.

Per capire meglio cosa intendiamo: ricordate, quando parlavamo di proteine e aminoacidi, l'esempio del vecchio inventore che spezzetta i materiali della discarica per poi ricomporli? Ecco, le azioni di questo vecchietto sono svolte nel nostro corpo proprio dai due tipi di enzimi: quelli che in un primo momento dividono sostanze complesse in sostanze più semplici (come le proteine in

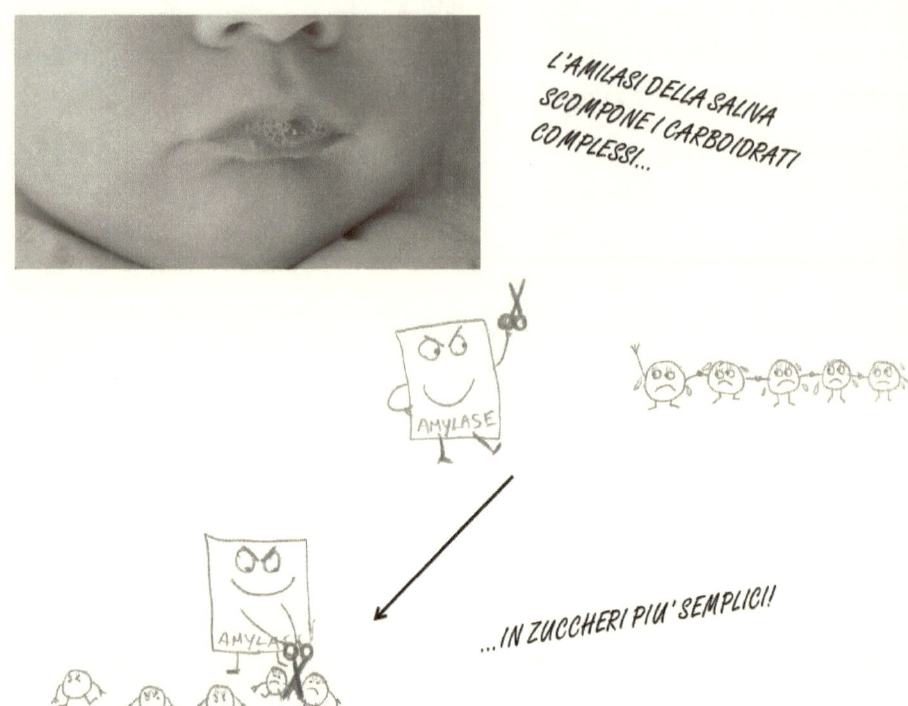

aminoacidi) e quelli che poi assemblano le sostanze semplici in sostanze complesse (da aminoacidi di nuovo a proteine).

Vi aiuteremo a trovare in casa vostra qualche enzima. Tranquilli, questo non comporta fare buchi nello stomaco. Per prima cosa date un'occhiata all'etichetta del detersivo per bucato che avete in bagno. Ci sono buone probabilità che nella composizione del prodotto ci sia indicato qualche nome che finisce in "asi" (come Proteasi, Amilasi o Lipasi); "asi" è infatti il suffisso con il quale, in chimica, vengono indicati gli enzimi. Nei detersivi, gli enzimi sono stati ultimatamente aggiunti sempre di più, proprio per la loro capacità di scomporre molecole di sporco organiche (come il grasso) in sostanze più semplici e più facilmente staccabili dai tessuti.

---

[30] Harré, R. (1981). *Great Scientific Experiments*. Phaidon (Oxford). pp. 39–47. ISBN 0-7148-2096-2.

Ne volete un altro? Mettete un dito in bocca ed estraetelo: la vostra saliva contiene due potenti enzimi, l'amilasi e la lipasi. Entrambi servono a cominciare a "spezzettare" le lunghe catene dei polisaccaridi in zuccheri più semplici. Se tenete un pezzettino di pane in bocca e lo inumidite con la saliva, dopo un minuto circa comincerete a sentire un sapore vagamente dolce: i polisaccaridi stanno diventando disaccaridi, che le papille gustative riconoscono. Tutto il nostro sistema digestivo è costellato da enzimi, ed essi giocano, come vedremo, un ruolo chiave in tutti i processi metabolici.

Due villaggi molto strani

Nel villaggio di Salinas, Repubblica Dominicana, succede regolarmente qualcosa che può sembrare al limite della fantascienza. Molte bambine (quasi una ogni cento) si trasformano in ragazzi all'inizio della pubertà, sviluppando organi sessuali maschili verso i dodici anni. Questa esperienza è così normale che la Repubblica Dominicana ha creato appositamente per loro un terzo genere, "pseudoermafrodita" o, nel linguaggio comune, "guevedoces".[31]

Intervistato dalla BBC, il ventiquattrenne Johnny racconta di essere nato femmina, con il nome di Felicita, e di essere rimasto tale fino alla sua trasformazione, avvenuta spontaneamente all'età di dodici anni. "Quando sono nato i miei genitori e i medici pensavano che fossi una bimba, mi vestivano con le gonnelline e mi regalavano giocattoli da femminuccia, ma in realtà io non mi sentivo a mio agio", spiega Felicita-Johnny, "quando ho cambiato ero felice della mia vita".

Spostiamoci ora a sud-ovest, in Ecuador, dal mare dei Caraibi al freddo delle Ande. Nel 1987, il medico sudamericano Jaime Guevara-Aguirre intraprese in quest'area una vacanza avventurosa a cavallo, spingendosi fuori dai soliti itinerari turistici.

---

[31] "Sembrano bambine ma a 12 anni diventano maschi" *di GIACOMO TALIGNANI, Repubblica, 29 settembre 2015*

Giunse così in uno sperduto villaggio dove incontrò un gruppo di persone, tutte affette da nanismo: la maggior parte non superava il metro e dieci di altezza. Incuriosito dal fatto, decise di studiare il fenomeno. Quasi dieci anni dopo, quando la raccolta di dati fu sufficiente, Jaime annunciò alla scettica comunità scientifica internazionale che lo strano popolo delle Ande era immune da una delle più devastanti malattie del mondo contemporaneo: il cancro. Ventiquattro anni dopo la scoperta, ancora non si registrò tra i nani delle Ande alcun caso di tumore, contro un 17% della popolazione locale di statura normale.[32]

Cos'hanno in comune tra di loro queste due storie così strane? In entrambi i casi, sono gli ormoni a cambiare le regole del gioco.

Possiamo pensare agli ormoni come delle specie di "chiavi" che attivano specifiche "serrature" nelle nostre cellule. Vengono prodotti da diverse ghiandole (ad esempio il pancreas, le ghiandole che sormontano i reni, la tiroide, i testicoli e le ovaie) proprio per permettere di attivare o disattivare determinati processi biochimici. Sono interessanti per noi perché il metabolismo del corpo umano è costituito da numerosi processi che, appunto, vengono "aperti" o chiusi" da queste preziose chiavi. Per capire meglio, guardiamo rapidamente, a titolo di esempio, cosa capita nei due stupefacenti paesi che abbiamo appena descritto.

Per quanto riguarda le strane trasformazioni di Salinas, la popolazione è affetta da una rara sindrome genetica che ritarda l'azione di un ormone chiamato diidro-testosterone. Tutti i feti, nel grembo materno, hanno una sporgenza chiamata tubercolo fra le gambe; a otto settimane, il diidro-testosterone attiva alcuni recettori del tubercolo che lo trasformano in pene (questo naturalmente solo se il sesso è maschile: per le femmine il processo porta alla formazione del clitoride). A Salinas, questo ormone comincia ad essere prodotto solo con la pubertà, e per questo motivo il pene si sviluppa solo in questo momento.

Anche per lo strano popolo nelle Ande la causa del fenomeno è da ricercare in una sindrome genetica (sindrome di Laron): in questo caso mancano (o sono alterati) i recettori, cioè le "serrature" che vengono aperte da un ormone chiamato somatropina, o ormone della crescita (GH). In condizioni normali, il GH

---

[32] Elena Meli, "Il villaggio dove non esistono tumori né il diabete", Corriere della Sera, 03 marzo 2011

sostanzialmente fa entrare più aminoacidi nelle cellule, aumentando la sintesi di proteine, e quindi la crescita. Questo spiega il nanismo: senza recettori, questo processo viene bloccato. Ma che dire della resistenza al cancro e al diabete?

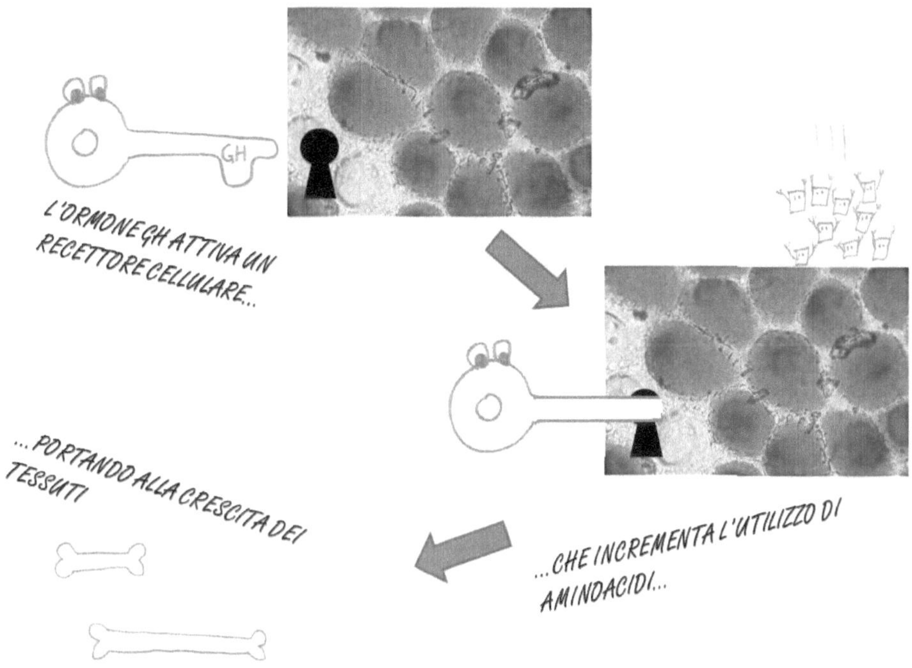

Un tumore è causato da cellule "impazzite" che si riproducono senza controllo; la mancanza dei recettori del GH va venir meno una consistente spinta alla formazione di tumori. Non stupisce quindi che la ricerca su cura e soprattutto prevenzione del cancro stia guardando questo ormone con un occhio di riguardo.

7.Il metabolismo dei carboidrati

"Con un'aria devota e un'azione pia inzuccheriamo lo stesso diavolo."

William Shakespeare

Il maratoneta più sfortunato della storia

Una delle storie più curiose di tutte le Olimpiadi moderne è quella del maratoneta nipponico Shizo Kanakuri. L'atleta, forte della migliore prestazione mondiale dell'epoca (2 ore 32 minuti e 45 secondi) era fra i favoriti nelle gare del 1912, in Svezia. Shizo stava mantenendo un buonissimo ritmo di gara, e si era stabilmente posizionato in testa alla maratona. Al trentesimo chilometro, però, qualcosa accadde. Colto da un crescente calo di energie, il veloce giapponese si fece tentare dall'offerta di uno spettatore che stava osservando la gara dal proprio giardino, e bevve un bicchiere di succo di lampone. Complice il caldo, inoltre, Shizo accettò l'invito di riposarsi qualche minuto, al fresco, all'interno della casa dell'uomo. Qui si addormentò profondamente, risvegliandosi solo quando la gara era già conclusa da diverse ore; era stato dato per disperso e la polizia lo stava cercando ovunque.

Per la vergogna Shizo non si fece trovare, e tornò in patria con mezzi di fortuna. Nel 1962, un giornalista svedese lo ritrovò in Giappone, e nel 1967, ormai sessantasettenne, venne invitato a Stoccolma per concludere la sua mitica maratona, in occasione del 55º anniversario dei Giochi olimpici. La riprese con grande sportività proprio dalla casa nella quale si era addormentato, e la concluse con un tempo di 54 anni, 8 mesi, 6 giorni, 5 ore, 32 minuti, 20 secondi e 3 decimi, il più lungo della storia.[33]

---

[33] "The Olympics' Strangest Moments: Extraordinary But True Tales from the History of the Olympic Games", Geoff Tibballs,Pavilion Books, 2008

La curiosa storia di Shizo rivela un particolare che non sarà sfuggito ai lettori appassionati di questo sport: non è infatti un caso che la piccola crisi che causò tutto fosse capitata proprio al trentesimo chilometro. I maratoneti conoscono bene la sensazione che si ha, più o meno, a questo punto della maratona: la corsa diventa improvvisamente molto più difficoltosa, e un crescente disagio fisico sale nel corpo. La sensazione è così diffusa da avere un nome: bonking, sbattere contro un "muro". Cosa accade esattamente al trentesimo chilometro?

Come sempre, lasciamo che questa domanda sia il pretesto per capire qualcosa di più sulla biochimica del nostro corpo; nel dettaglio, su come noi produciamo e utilizziamo l'energia. È facile immaginare che l'argomento sia quindi il metabolismo dei carboidrati, che sappiamo essere la primaria fonte di energia del corpo.

Ora che abbiamo gli strumenti per poter capire meglio che cosa il nostro corpo fa con ciascuna sostanza che compone il cibo, cominciamo seguendo quello che accade ad un pezzo di pane dopo che lo mettiamo in bocca.

Abbiamo già visto che la digestione dei carboidrati comincia proprio qui: l'enzima amilasi comincia a spezzare i legami delle lunghe catene di amido, scindendone i legami. Visto che il cibo non sosta a lungo nella bocca, molte volte questo processo non fa in tempo ad essere completato, quindi l'amilasi torna di nuovo molto più in basso nel processo digestivo: dopo essere uscito dallo stomaco (nel quale i carboidrati non subiscono grossi cambiamenti), il nostro pezzo di pane (tutto spappolato) viene infatti irrorato dai succhi prodotti dal pancreas, nei quali ritroviamo lo stesso enzima. Il suo lavoro può quindi essere così completato: le catene di amido sono state spezzettate, il polisaccaride amido è stato trasformato in tanti bisaccaridi; ciascuno di essi si chiama maltosio.[34]

Rimane ancora un legame da spezzare; ci pensa un altro enzima, questa volta prodotto dalle pareti dell'intestino tenue: la maltasi, che rompe ogni molecola di maltosio in due molecole di glucosio. Et voilà, il monosaccaride è servito.

---

[34] January 1970Volume 58, Issue 1, Pages 96–107, "Carbohydrate Digestion and Absorption", Gary M. Gray, M.D., Department of Medicine, Stanford University School of Medicine, Stanford, California

L'intestino produce inoltre altri due enzimi che si dedicano agli altri due bisaccaridi (ve li ricordate?): la saccaridasi spezza il saccarosio in fruttosio e glucosio, e la lattasi spezza il lattosio in glucosio e galattosio.

Gli zuccheri semplici sono a questo punto assorbiti dalle pareti dell'intestino tenue (i famosi villi), tramite le quali entrano nel flusso sanguigno. Fruttosio e galattosio sono per lo più convertiti in glucosio appena transitano dal fegato, ragione per cui il 95% circa dei monosaccaridi presenti nel sangue è costituito da glucosio.

Vediamo adesso il caso più semplice: quello in cui il glucosio così entrato nel sangue viene impiegato direttamente da una cellula. Poniamo il caso, ad esempio, di una molecola di glucosio che arriva ad un neurone (una delle cellule che compone il nostro cervello).

Per prima cosa, il glucosio deve attraversare la parete della cellula per entrare al suo interno. Ci pensa una proteina, chiamata Glut. Avete presente quegli insistenti "buttadentro", che nelle località turistiche cercano di accalappiare i turisti per strada per farli entrare nel loro ristorante? Ecco, Glut fa più o meno lo stesso.[35]

---

[35] Mol Aspects Med. Author manuscript; available in PMC 2014 Jul 21., Published in final edited form as: Mol Aspects Med. 2013 Apr-Jun; 34(0): 121–138. doi: 10.1016/j.mam.2012.07.001 PMCID: PMC4104978 NIHMSID: NIHMS394095; The SLC2 (GLUT) Family of Membrane Transporters; Mike Mueckler and Bernard Thorens

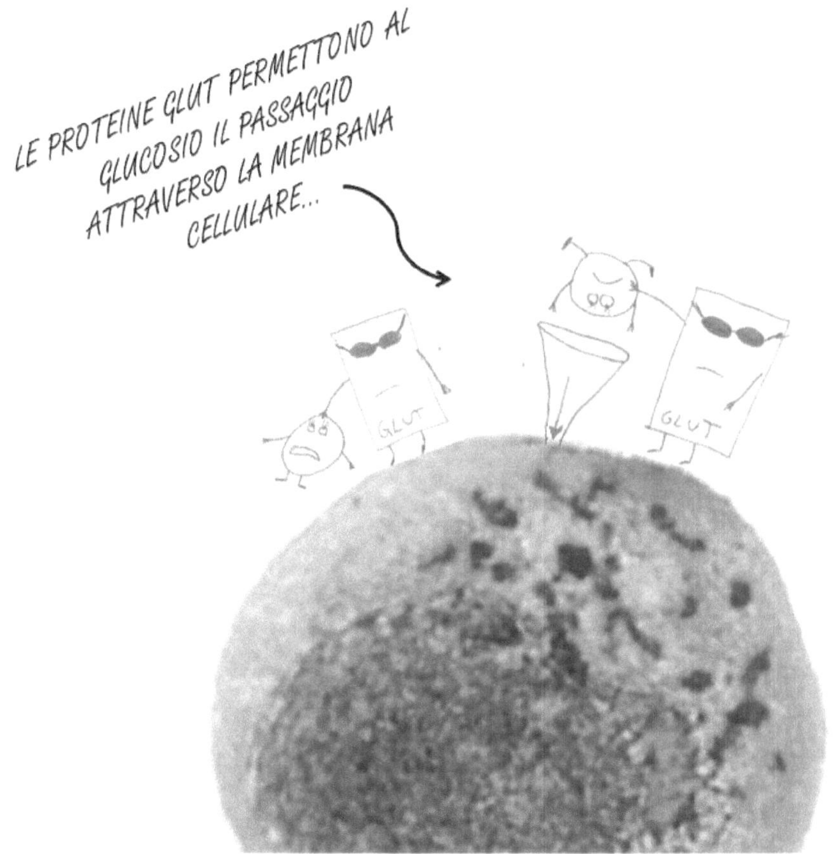

Una volta che la cellula ha accalappiato il glucosio cosa se ne fa? Se vi ricordate, abbiamo visto che il fine ultimo degli zuccheri è quello di produrre l'energia che ci tiene in vita e che ci permette di muoverci, pensare, respirare, digerire... Il nostro corpo è composto da qualcosa come 100.000.000.000.000 (centomila miliardi!) di cellule, e ciascuna di esse, in ogni momento, ha bisogno di poter vivere e funzionare.

Per compiere tutti questi processi, il nostro corpo utilizza una sostanza chiamata ATP (adenosina trifosfato). Possiamo immaginare ogni molecola di ATP come una piccola batteria carica. L'ATP viene utilizzata per ogni processo che consuma energia: ad esempio la contrazione dei muscoli, il passaggio di impulsi nervosi nei nervi, la moltiplicazione delle cellule per crescere o per sostituire quelle danneggiate, il funzionamento degli enzimi…. Senza ATP ci bloccheremmo immediatamente.[36]

Una volta che una molecola di ATP è stata utilizzata, si trasforma in ADP (adenosina difosfato). L'ADP altro non è che la versione "scarica" dell'ATP. Il nostro organismo è molto parsimonioso e non butta via niente: l'ADP viene "ricaricata", e si trasforma nuovamente in ATP pronta per l'uso, in un ciclo continuo.

Per "ricaricare l'ADP e ri-trasformarla in ADP, ad ogni cellula del nostro corpo serve il glucosio, che introduciamo con il cibo, e l'ossigeno, che assumiamo respirando (l'ossigeno non può essere accumulato…ragione per cui dobbiamo respirare continuamente). Questo avviene attraverso una serie di reazioni chimiche e trasformazioni, tutte mediate dai nostri amici enzimi. Noi semplificheremo al massimo per non impazzire di formule chimiche, ma cercando comunque di avere un'idea chiara di ciò che succede.

Per prima cosa, all'interno di ogni cellula del nostro corpo, il glucosio deve essere "trattato", cioè preparato per essere "bruciato" con l'ossigeno. Ancora ignara della trucida fine che sta per fare, ogni molecola di glucosio viene trattata da enzimi specifici, e trasformata in una sostanza chiamata piruvato. Il piruvato è molto diverso dal dolce glucosio: è un acido giallastro dall'odore pungente, che viene a volte impiegato in cosmetica come esfoliante.

Questa reazione, già da sola, produce energia: solo venendo trasformato in piruvato con questo "trattamento" da parte degli enzimi, il glucosio, reagendo con varie altre sostanze, riesce a ricaricare quattro ADP scariche, facendolo diventare ATP. Bisogna però considerare che gli enzimi che hanno trattato il glucosio hanno consumato energia, scaricando due ATP. Perciò, alla fine, il bilancio di questa

---

[36] Knowles, J. R. (1980). "Enzyme-catalyzed phosphoryl transfer reactions". Annu. Rev. Biochem. 49: 877 919. PMID 6250450. doi:10.1146/annurev.bi.49.070180.004305

prima fase (chiamata glicolisi) è di due molecole di ATP. Un po' pochini per le necessità delle cellule, ragione per cui le reazioni devono continuare.[37]

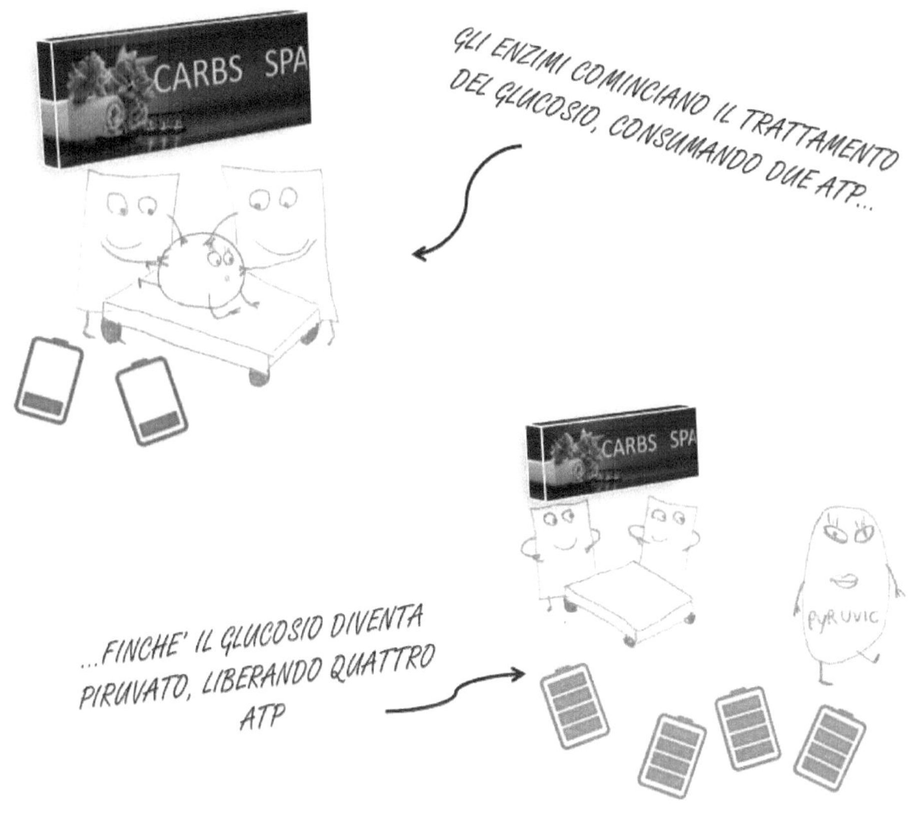

Vale però la pena di svelare una curiosità prima: in organismi più primitivi, come i lieviti, la glicolisi è l'unico modo per produrre energia. Per questo motivo, questi organismi non hanno bisogno di ossigeno, ma solo di glucosio. Stiamo parlando proprio dei lieviti che si usano in cucina: infatti il piruvato, non più utilizzato per fasi successive, viene trasformato in anidride carbonica ed etanolo.

---

[37] Campbell, Neil A.; Williamson, Brad; Heyden, Robin J. (2006). Biology: Exploring Life. Boston, MA: Pearson Prentice Hall. ISBN 0-13-250882-6.

L'anidride carbonica è il gas che fa gonfiare la pasta, e che permette quindi ai dolci e al pane di diventare morbidi e soffici. Ora sappiamo che questa reazione parte proprio dal glucosio contenuto nell'impasto. Per quanto riguarda l'etanolo, questo ci collega ad un altro uso (molto popolare) dei lieviti: la fermentazione alcolica. Anche i lieviti che trasformano il mosto d'uva in vino o il malto d'orzo in birra usano la glicolisi partendo dal glucosio contenuto in queste sostanze: l'etanolo altro non è che alcol. La prossima volta che vi godete un bicchiere di Prosecco, saprete che il merito è tutto della glicolisi.

In condizioni particolari, ad esempio di sforzi molto intensi, anche noi possiamo fermarci a questa prima fase del processo. Tuttavia, considerati gli enormi fabbisogni energetici del nostro corpo, questa condizione deve essere straordinaria: abbiamo necessariamente bisogno di altre reazioni che producano più ATP.

Queste reazioni avvengono all'interno di piccoli corpuscoli chiamate mitocondri. Si tratta di microscopici organelli, contenuti nelle cellule degli organismi più evoluti, che agiscono come centrali per la ricarica in serie di ADP/ATP.

Il piruvato entra nella centrale/mitocondrio e, come prima cosa, subisce un ulteriore trattamento da parte di altri enzimi. Senza questa volta consumare né produrre energia, il piruvato diventa una sostanza chiamata acetil-coenzima A. Si tratta di un parente dell'acido acetico, quello contenuto nell'comune aceto che si usa per condire l'insalata... tanto per capire quanto continuiamo ad allontanarci dal nostro dolce zucchero iniziale.

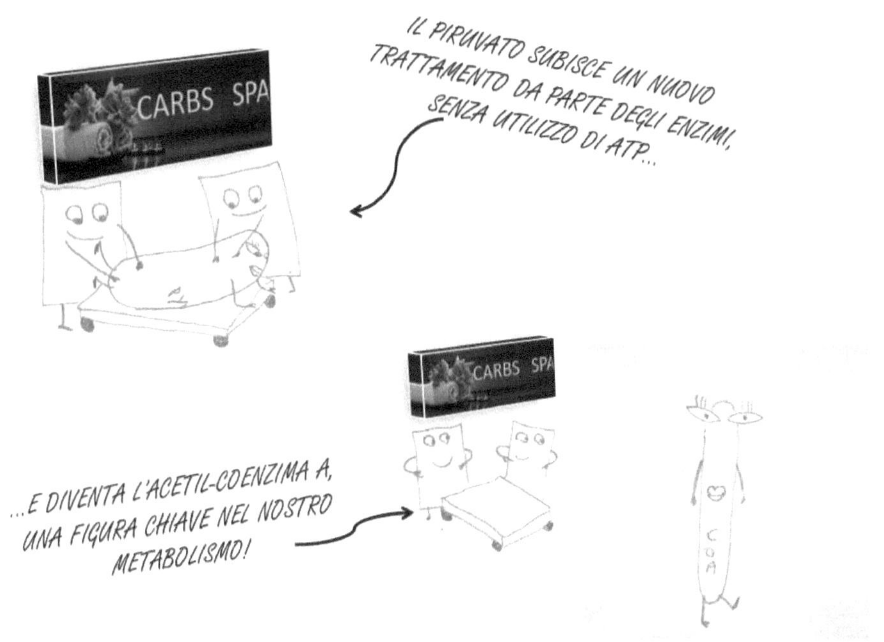

Eccoci arrivati al cuore del processo: l'acetil-coenzima A è pronto per essere "bruciato" reagendo con l'ossigeno. "Bruciare" è chiaramente un termine improprio che ci serve solo per rendere l'idea: quello che avviene nei mitocondri è in realtà una serie di reazioni (mediate, inutile dirlo, da enzimi) che, partendo dall'acetil-coenzima A e dall'ossigeno, liberano l'energia necessaria per ricaricare ben 36 ATP per ogni molecola originaria di glucosio utilizzata. È quindi evidente quanto la resa energetica di questo processo "aerobico" (così chiamato perché utilizza l'ossigeno) sia molto più grande di quella, minima, della glicolisi.

L'insieme delle reazioni che avviene nei mitocondri si chiama, in termini scientifici, ciclo di Kreb.[38] Oltre all'ATP carico di energia per la nostra vita, produce varie sostanze di scarto, tra cui acqua e anidride carbonica. Ogni volta che respiriamo,

---

[38] Lowenstein JM (1969). *Methods in Enzymology, Volume 13: Citric Acid Cycle*. Boston: Academic Press. ISBN 0-12-181870-5

buttiamo fuori dal corpo con il respiro proprio l'anidride carbonica prodotta da miliardi di cicli di Krebs nei mitocondri delle nostre cellule.

Non sempre, però, il glucosio che entra nelle cellule deve essere immediatamente impiegato per produrre energia. A volte, ad esempio dopo i pasti, c'è in circolo più glucosio rispetto a quello necessario per le esigenze energetiche dell'organismo. Il nostro corpo, che è molto previdente, non lo butta certo via, ma lo immagazzina per i periodi di magra. Se questo non avvenisse, saremmo costretti a mangiare continuamente, così come respiriamo continuamente, e sarebbe una vita alquanto scomoda. Invece, immagazzinando il glucosio in eccesso, possiamo utilizzarlo quando ce n'è meno. Ad esempio, l'energia che vi fa respirare di notte, quando non mangiate e nel sangue c'è poco glucosio, è sprigionata dalle scorte accumulate dopo i pasti della giornata, quando il glucosio in circolo era abbondante.

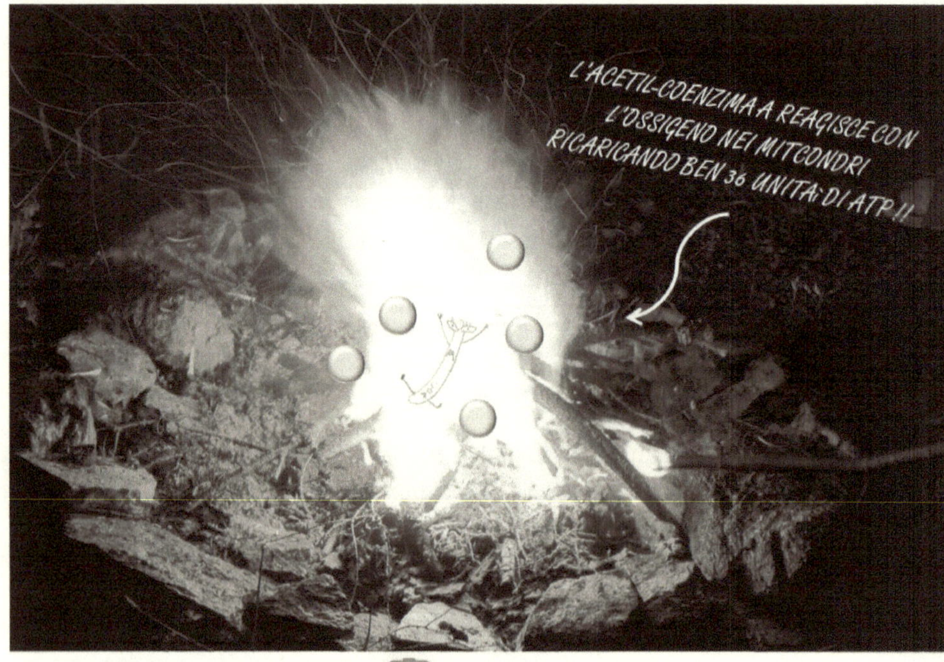

Come funziona questo meccanismo di scorta? Le cellule deputate a questo sono principalmente quelle dei muscoli e del fegato. In queste cellule il glucosio, dopo essere entrato grazie al "buttadentro" Glut, se non viene subito utilizzato per glicolisi e ciclo di Krebs, viene messo in magazzino.

Per immagazzinare le molecole di glucosio, alcuni enzimi del le cellule dei muscoli e del fegato le legano l'una all'altra formando un polisaccaride chiamato glicogeno. Il glicogeno altro non è, quindi, che una scorta di glucosio del nostro organismo. Circa i due terzi del glicogeno dell'organismo sono stoccati nei muscoli; il rimanente terzo nel fegato.

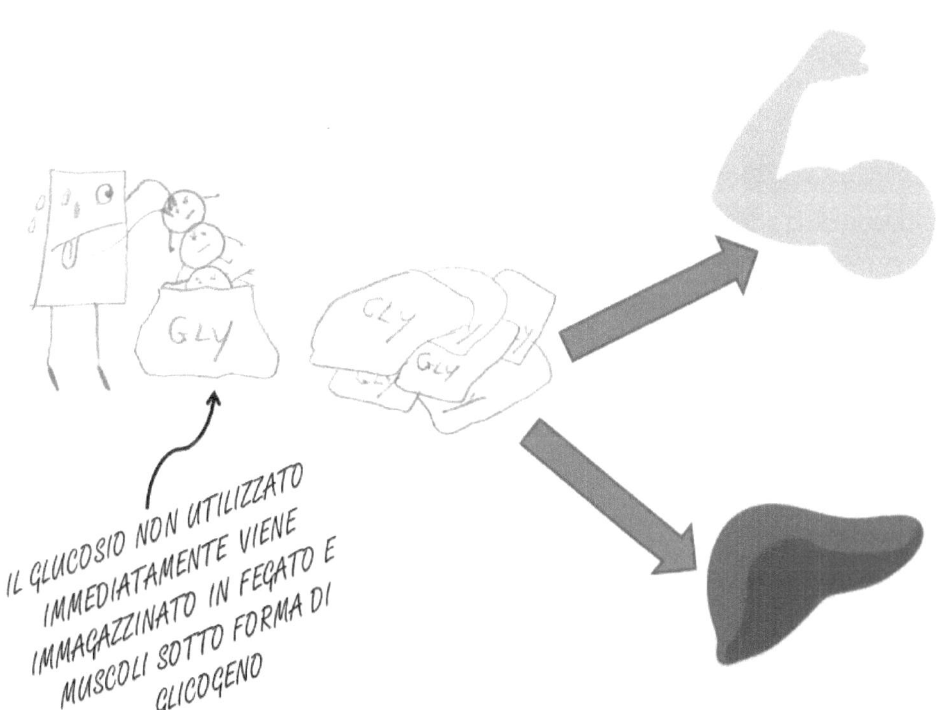

Quando il corpo deve adoperare queste scorte, non fa altro che "staccare" una alla volta le molecole di glucosio dal glicogeno per utilizzarle; il compito viene svolto dall'enzima fosforilasi.[39]

Esiste un limite al glicogeno che il nostro corpo può immagazzinare, pari a circa 350-500 grammi (in un organismo adulto). Come mai? Come già abbiamo avuto modo di notare, madre natura non è stupida. Il glicogeno, a causa della sua struttura, è un po' come una spugna, e ogni grammo di glicogeno lega a sé circa tre grammi d'acqua. Oltre a una certa quantità, lo spazio occupato sarebbe veramente troppo (a meno di diventare acquari ambulanti); per questo esiste un limite fisiologico alla quantità di glicogeno immagazzinabile nel nostro corpo. Tale quantità varia in base a moltissimi parametri, ma volendo avere un'idea, possiamo pensare a una finestra da circa 350 a circa 500 grammi, in un organismo adulto (quindi non proprio tantissimo).

Esaurito questo spazio, il nostro corpo ha bisogno di trasformare gli zuccheri in qualcosa che sia immagazzinabile in meno spazio e con più efficienza.

Ebbene sì, la soluzione geniale di madre natura è quella di convertire gli zuccheri in grasso. Le cellule che possono compiere questa disgraziata alchimia sono quelle del fegato e quelle del tessuto adiposo.

Quando le scorte di glicogeno sono piene, queste cellule danno ai propri mitocondri un contro-ordine: le molecole di acetil-coenzima A non devono più essere fatte reagire con l'ossigeno nel ciclo di Krebs; bisogna invece sbatterle fuori dai mitocondri.

Dopodiché, vari enzimi attivano una serie di reazioni che ha come risultato finale la trasformazione dell'acetil-coenzima A in acido palmitico.

L'acido palmitico (che è stato chiamato così perché è stato scoperto per la prima volta all'interno dell'olio di palma) è un acido grasso. Se ricordate, gli acidi grassi,

---

[39] Lodish; et al. (2007). *Molecular Cell Biology* (6th ed.). W. H. Freeman and Company. p. 658. ISBN 1429203145.

se uniti con la glicerina (o glicerolo) formano i trigliceridi, il tipo di grassi più comune nel nostro organismo.

Il nostro fegato, quindi, unendo acidi grassi (acido palmitico) e glicerolo, forma un trigliceride. La ciccia umana, in altre parole, è costituita da molecole e molecole di trigliceridi.

I trigliceridi usciti dal fegato vengono guidati al tessuto adiposo, e lì si accumulano per la gioia del nostro dietologo.

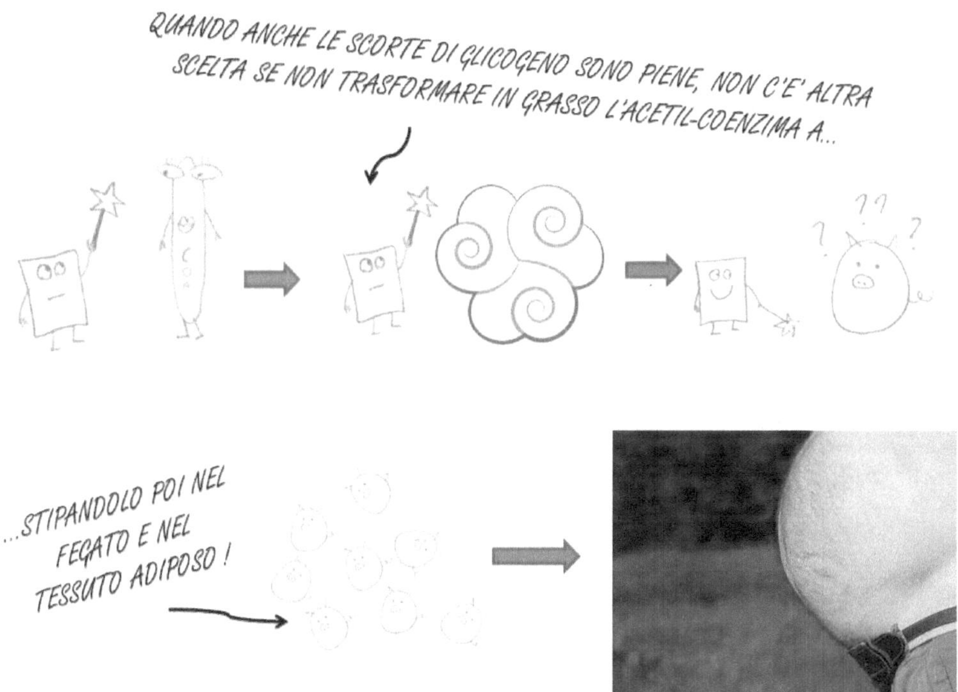

Ma cos'è esattamente questo tessuto adiposo? Si tratta semplicemente di cellule specializzate nell'accumulo di grassi. Ognuno di noi ne ha tra i 10 e i 30 miliardi, sparse per tutto il corpo. Oltre a servire da magazzino di grassi, questo tessuto ha una funzione portante: occupa gli interstizi, riveste nervi, vasi sanguigni e muscoli, funge da cuscinetto protettivo per vari organi. Inoltre, ci isola dal freddo.[40]

Una curiosità: una persona secca ha lo stesso numero di cellule adipose di una obesa: dimagrendo e ingrassando, infatti, non si perdono o acquistano cellule adipose, semplicemente le si riempiono o svuotano di grasso. Si può dire che i nostri miliardi di cellule adipose dimagriscono e ingrassano insieme a noi.

Così come è stato accumulato, però, il grasso può essere utilizzato. Che senso avrebbe altrimenti fare scorte?

Le cellule dei muscoli utilizzano per prima cosa il glucosio presente nel sangue per produrre l'ATP necessario per il loro funzionamento. Terminato quello, si passa alle scorte di glicogeno dei muscoli e del fegato: come abbiamo visto sopra, l'enzima fosforilasi stacca da esso le molecole di glucosio.

Ma se termina anche il glicogeno, l'organismo deve intaccare le riserve di grassi del tessuto adiposo. Ci pensa l'enzima lipasi, il nemico numero uno delle riserve di grasso.

La lipasi scinde i trigliceridi delle cellule adipose nei suoi componenti originari: una molecola di glicerolo e tre di acidi grassi. Il tutto entra in circolo nel sangue, e le cellule affamate attingono a man bassa, in carenza del loro amato zucchero.

All'interno dei mitocondri, gli acidi grassi subiscono una serie di trasformazioni da parte di alcuni enzimi; il processo, chiamato beta-ossidazione[41], li trasforma in una nostra vecchia conoscenza: nientemeno che l'acetil-coenzima A, il quale può poi venir utilizzato con l'ossigeno per produrre energia come quando deriva dal

---

[40] Stock, M. J.; Cinti, S. (2003). "Adipose Tissue / Structure and Function of Brown Adipose Tissue". *Encyclopedia of Food Sciences and Nutrition.* p. 29. ISBN 9780122270550. doi:10.1016/B0-12-227055-X/00008-0.

[41] Houten, Sander Michel; Wanders, Ronald J. A. (2010-03-02). "A general introduction to the biochemistry of mitochondrial fatty acid β-oxidation". *Journal of Inherited Metabolic Disease.* 33 (5): 469–477. ISSN 0141 8955. PMC 2950079. PMID 20195903. doi:10.1007/s10545-010-9061-2.

glucosio. Una molecola di acidi grassi, in questo modo, fornisce ben 146 molecole di ATP.

Abbiamo così compreso il dettaglio delle reazioni che fanno sì che l'esercizio fisico prolungato faccia dimagrire. Ma abbiamo anche risolto il mistero del muro del maratoneta e della maledizione del trentesimo chilometro del povero Shizo: il glicogeno immagazzinato, in media, in un corpo umano, basta infatti solo per correre fino a quella distanza. Il senso di spossatezza che compare è dovuto al passaggio che l'organismo deve fare dal consumo di glicogeno al consumo di grassi; non a caso i metodi più avanzati di allenamento per questo sport prevedono tecniche la cui finalità dovrebbe essere quella di bruciare fin da subito contemporaneamente grassi e glicogeno.

Un brevissimo riassunto prima di passare oltre, giusto per essere sicuri di avere le idee chiare: tutti i carboidrati che mangiamo diventano zuccheri semplici, principalmente glucosio. Il glucosio viene utilizzato dalle cellule del nostro corpo per produrre energia (ATP). Quando ce n'è più di quello che serve, viene accumulato per prima cosa in fegato e muscoli sotto forma di glicogeno. Quando lo "spazio" disponibile per il glicogeno è pieno, il glucosio diventa grasso e va ad arricchire il tessuto adiposo. Al contrario, se abbiamo bisogno di più glucosio di quello disponibile, prima utilizziamo le scorte di glicogeno, ritrasformandolo in glucosio, e poi quelle di grassi, trasformandoli direttamente in energia.

8.Il metabolismo dei grassi

"È meglio amare o essere amati? Nessuno dei due se il vostro colesterolo è più di seicento."

Woody Allen

Una fonduta paradossale

Per la fonduta di formaggio alla francese vi servono 500 grammi di Emmenthal, 500 di Comté, 200 di Beaufort (se non conoscete questi formaggi vi consiglio caldamente di provarli, non sapete cosa vi perdete…), uno spicchio d'aglio, un pizzico di pepe, un cucchiaio di fecola, un litro di vino bianco secco.

Prepararla è facile: sbucciate l'aglio e sfregatelo all'interno di una pentola; versate il vino e portatelo ad ebollizione, poi aggiungete i formaggi tagliati a fettine sottili. Mescolate finché non sarà tutto fuso, poi aggiungete il pepe. La vostra fonduta è pronta, consigliamo di gustarla su pane di campagna.

Perché parliamo di una ricetta, per giunta ipercalorica? Beh, per prima cosa perché è, secondo il nostro modesto avviso, una delle cose più buone sulla terra e ci faceva piacere condividerla.

Se ricordate, quando abbiamo introdotto i lipidi abbiamo già portato l'esempio della Francia, che pur avendo una cucina tipica molto ricca di grassi saturi, non ha, in media, incidenze alte di malattie cardiache. Il fenomeno è noto come paradosso francese, e fu coniato per la prima volta da uno studioso dell'Università di Bordeaux, Serge Renaud.[42] Sono state fatte varie ipotesi sulla spiegazione del paradosso; lascio a voi trovare una soluzione dopo aver letto questo capitolo.

---

[42] Ferrieres, J. (2004). "The French Paradox; Lessons for other countries". *Heart*. 90 (1): 107–111. PMC 1768013□. PMID 14676260. doi:10.1136/heart.90.1.107

Credo che non vi sarà difficile, e credo inoltre che poi vi sentirete più tranquilli nel godervi la vostra fonduta.

Abbiamo visto come i carboidrati possano essere trasformati in grassi, al bisogno, dal nostro organismo. Non dimentichiamo però che i grassi possono anche essere assunti, così come sono, dall'alimentazione. Vediamo allora come il nostro corpo tratta i lipidi contenuti nello squisito formaggio che abbiamo appena ingurgitato.

La digestione dei lipidi avviene principalmente all'uscita dello stomaco. Qui i grassi vengono aggrediti dalla bile, prodotta dal fegato, che li emulsiona, cioè li scompone in tante piccole goccioline (proprio come si fa con l'olio in cucina aggredendolo con un cucchiaio), per permettere agli enzimi di attaccarli meglio. E gli enzimi non tardano ad arrivare: la lipasi, prodotta dal pancreas e dalle pareti dell'intestino, scinde i lipidi nei loro componenti che, se vi ricordate, sono glicerolo e acidi grassi. Queste sostanze, attraverso le pareti dell'intestino, non passano nel flusso sanguigno come fanno i carboidrati, bensì nel sistema linfatico. Si tratta di un sistema circolatorio "gemello" di quello sanguigno, molto meno conosciuto, che attraversa tutto il nostro organismo, con il compito di drenare l'acqua in eccesso dai tessuti e rispedirla nel flusso sanguigno, di trasportare i nostri globuli bianchi e, appunto, di trasportare alcune molecole introdotte con l'alimentazione. Gli acidi grassi, però, non possono viaggiare dentro ai fluidi corporei così come sono. La ragione è la stessa per la quale se versate un cucchiaio d'olio in un bicchiere d'acqua questo rimane separato: i grassi sono insolubili nei liquidi. Per questo motivo, occorrono determinate proteine (chiamate lipoproteine) che funzionano un po' come autobus. Per salire a bordo di questi mezzi di trasporto, vista la loro struttura, acidi grassi e glicerolo devono temporaneamente ri-assemblarsi, formando una nostra vecchia conoscenza: i trigliceridi. Le lipoproteine che prelevano i lipidi dalla "fermata" intestino tenue si chiamano chilomicroni.[43]

A bordo del loro autobus-lipoproteina chilomicrone, i trigliceridi viaggiano allegramente dentro ai vasi del sistema linfatico. Dopo un pasto ricco di grassi, la nostra linfa è bella densa e biancastra per tutti questi lipidi, come panna liquida. La linfa si riversa poi nella circolazione sanguigna, e da lì gli autobus-lipoproteine

---

[43] David L. Nelson and Michael M. Cox, Lehninger Principles of Biochemistry 6th Edition

portano il loro grasso contenuto a chi ne ha bisogno, cioè alle cellule dei muscoli (per produrre energia, con il procedimento che già abbiamo visto) e a quelle adipose (per immagazzinarli). Arrivati a destinazione, i trigliceridi vengono

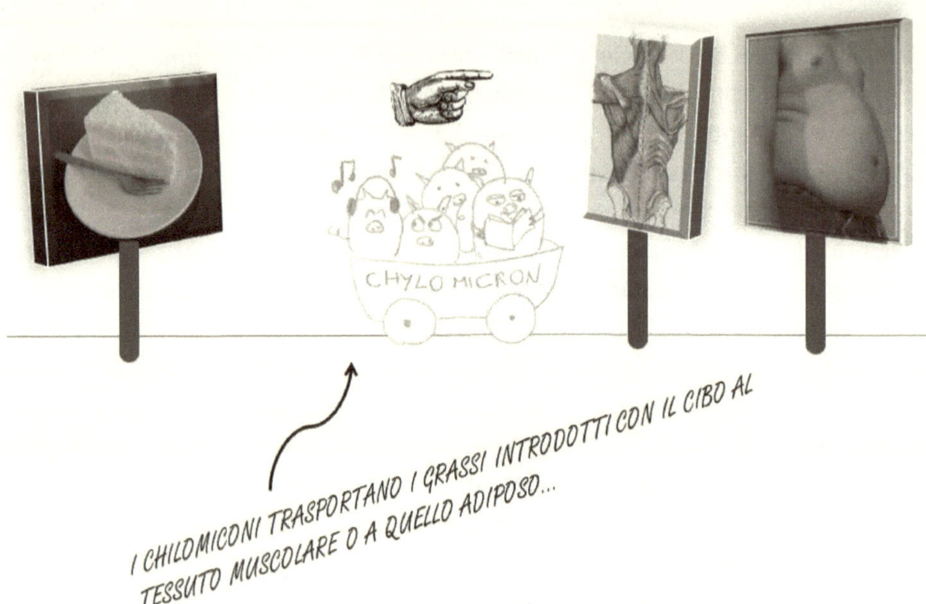

nuovamente scomposti in acidi grassi e glicerolo (nella nostra visualizzazione, "scendono" dall'autobus), e entrano nelle cellule.

Abbiamo poi visto, quando parlavamo di carboidrati, che i trigliceridi possono anche comparire nel corpo senza essere introdotti con l'alimentazione, ricordate? Questo accade quando il fegato li produce ex-novo partendo dall' acetil-coenzima A. Anche in questo caso i lipidi hanno bisogno di un "autobus" -lipoproteina per viaggiare. Questa volta il nome è diverso: il mezzo di trasporto che parte dal fegato si chiama VLDL (Very Low Density Lipoprotein, lipoproteina a densità molto bassa).[44] La destinazione, come sappiamo, è la nostra amata ciccia del tessuto adiposo.

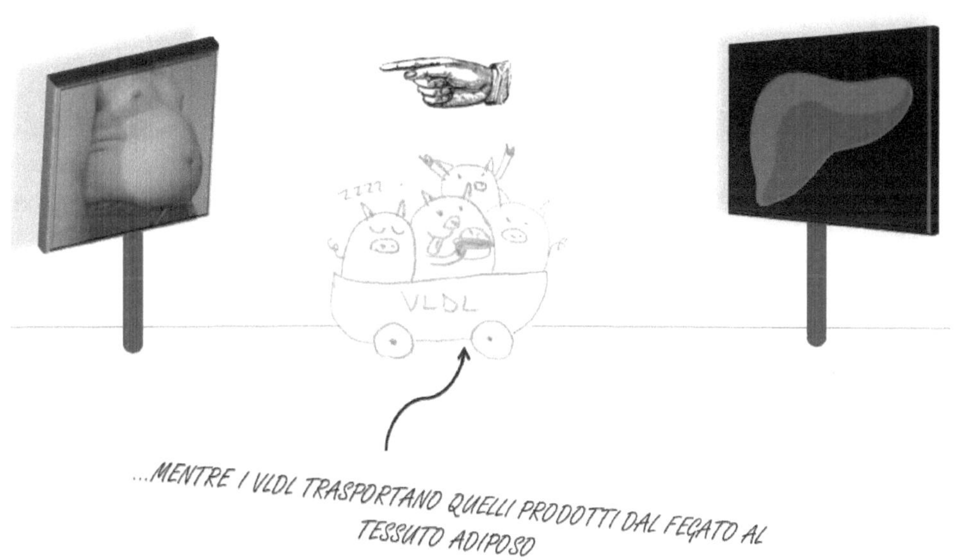

...MENTRE I VLDL TRASPORTANO QUELLI PRODOTTI DAL FEGATO AL TESSUTO ADIPOSO

Il colesterolo e gli aerei alleati

Se ci fosse un sondaggio tra le molecole organiche meno popolari, il colesterolo batterebbe tutti. Accusato negli anni di ogni genere di nefandezza, è considerato una specie di veleno contenuto nelle salsicce che inquina le nostre analisi del

---

[44] Gibbons GF, Wiggins D, Brown AM, Hebbachi AM (2004). "Synthesis and function of hepatic very-low-density lipoprotein.". *Biochem Soc Trans.* 32 (Pt 1): 59–64. PMID 14748713. doi:10.1042/bst0320059

sangue conducendoci a morte certa. Vale allora la pena di fare un po' di chiarezza, forse ancora una volta c'è qualcuno che è accusato ingiustamente.

Il colesterolo è considerato un lipide perché è insolubile in acqua, e in chimica organica questa è considerata la proprietà che identifica i grassi. La sua struttura molecolare è, però, diversa da quella dei trigliceridi che abbiamo conosciuto, dei quali è solo un lontano parente.[45]

La maggior parte del colesterolo presente nel nostro organismo (dal 70 al 90 per cento!) non viene assunto con l'alimentazione, ma prodotto dagli enzimi di tutte le cellule del nostro corpo. La base di partenza è una nostra vecchia amica: l'acetil-coenzima A. Partendo da tre di queste molecole, attraverso una lunga serie di reazioni chimiche successive, ecco nascere una molecola di colesterolo.

Ma perché il nostro corpo si industria a produrre questa sostanza nefasta? Il motivo è che nefasta non è per niente: è anzi indispensabile alla nostra vita. Il colesterolo è infatti, prima di tutto, un componente fondamentale della membrana cellulare, che abbiamo già conosciuto e visto all'opera. Tutte le cellule ce l'hanno, e oltre a proteggerle serve a decidere chi e come fare entrare o uscire. Senza, la cellula sarebbe come una casa senza pareti. Quindi, senza colesterolo semplicemente non ci sarebbe la vita.

Inoltre, il colesterolo è la base per la produzione di molti ormoni (che, come abbiamo visto, sono indispensabili per la regolazione delle reazioni dell'organismo) ed è indispensabile per la produzione della bile.[46]

---

[45] Cholesterol at the US National Library of Medicine Medical Subject Headings (MeSH)

[46] Sadava D, Hillis DM, Heller HC, Berenbaum MR (2011). *Life: The Science of Biology 9th Edition.* San Francisco: Freeman. pp. 105–114. ISBN 1-4292-4646-4.

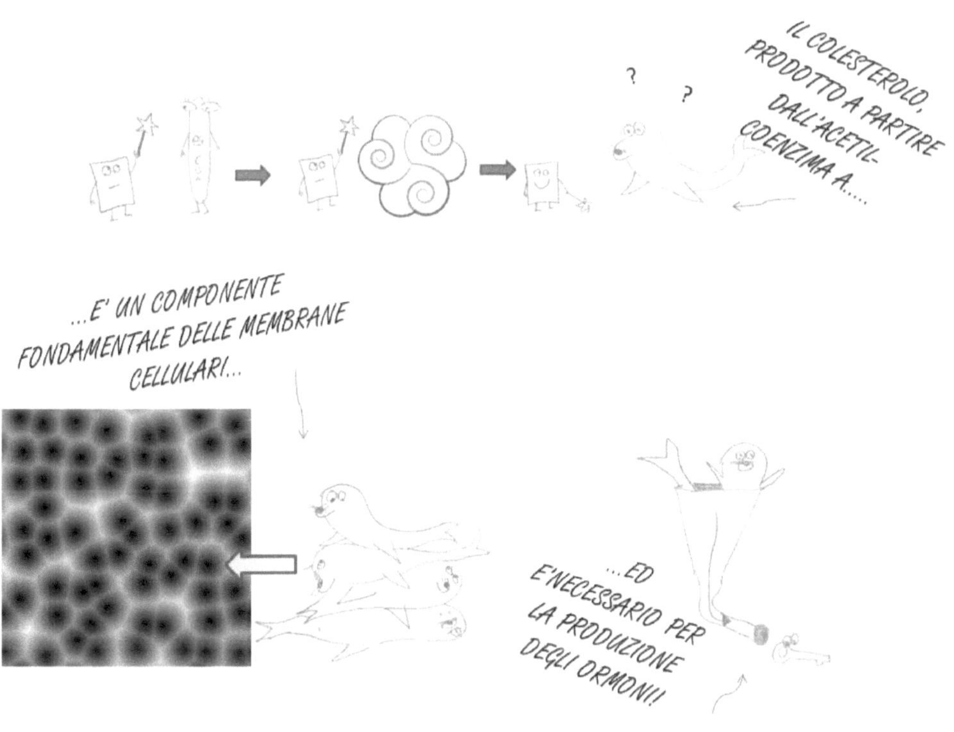

Non esiste nessun "colesterolo buono" o "colesterolo cattivo": il colesterolo non è Mr. Jekyll e Dottor Hide, è uno e uno soltanto. L'equivoco nasce dalla semplificazione eccessiva del percorso che il colesterolo fa nel nostro organismo. Vediamo allora di capire qualcosa in più.

Abbiamo visto che tutti i lipidi, essendo insolubili nei liquidi, hanno bisogno di un mezzo per viaggiare nel sangue e negli altri fluidi del nostro corpo: gli "autobus" - lipoproteine. Il colesterolo non fa eccezione: anche lui ha bisogno di legarsi alle lipoproteine per viaggiare. Il colesterolo che assumiamo con l'alimentazione (carni rosse, uova e latticini sono ricchi di colesterolo), arrivato nell'intestino, si accoda ai parenti trigliceridi, e sale sugli "autobus" lipoproteine chiamate chilomicroni. Non gli è però permesso di scendere, insieme ai trigliceridi, alle "fermate" di tessuto adiposo e muscoli: il colesterolo è fatto rimanere, buono e zitto, fino al "termine corsa" del fegato.

Il fegato, infatti, è il centro della gestione del colesterolo dell'organismo. Abbiamo visto, infatti, che tutte le nostre cellule lo producono; è però il fegato a produrne di più, per poi inviarlo nel sangue a favore delle cellule che non sono riuscite ad assemblarne abbastanza per i loro usi. Il colesterolo alimentare, quindi, sosta temporaneamente nel fegato, in modo che quest'ultimo possa rendersi conto di quanto colesterolo "già pronto all'uso" c'è, e diminuire quindi eventualmente la produzione.

Nel fegato quindi, il colesterolo alimentare si unisce a quello (come abbiamo visto ben più sostanzioso) prodotto dall'organo, e si prepara ad un viaggio verso le cellule che hanno bisogno di lui, in tutto il corpo.

Anche in questo caso il colesterolo si accoda ai trigliceridi, ed utilizza lo stesso mezzo di trasporto per uscire dal fegato: la lipoproteina VLDL.

A "scendere" prima sono sempre i trigliceridi; quando la lipoproteina-autobus VLDL ha perso la maggior parte dei trigliceridi ed ha quindi al suo interno più che altro colesterolo, cambia struttura e nome: diventa LDL (low density lipoprotein, proteina a bassa densità). L'LDL si dedica a questo punto al trasporto del colesterolo alle cellule che ne hanno bisogno.[47]

Ad esempio, possono aver bisogno di colesterolo i testicoli per produrre gli ormoni sessuali maschili. Oppure, può averne bisogno la parete danneggiata di un vaso sanguigno per ripararlo, essendo il colesterolo uno dei principali costituenti delle membrane cellulari.

Ma l'epopea del trasporto del colesterolo non finisce qui: esiste un'ulteriore classe di lipoproteine, chiamate HDL (high density lipoprotein).[48] Il suo ruolo è di raccogliere il colesterolo in eccesso che è a spasso per i vasi sanguigni: non sempre questo lipide è infatti utilizzato totalmente, e spesso ce n'è in eccesso. L'autobus-HDL raccatta queste molecole di colesterolo vagabonde, e le riporta al fegato, il quale le ricicla, oppure le usa per produrre la bile (che è anche il metodo per

---

[47] Dashti M, Kulik W, Hoek F, Veerman EC, Peppelenbosch MP, Rezaee F (2011). "A phospholipidomic analysis of all defined human plasma lipoproteins.". *Sci Rep.* 1 (139). PMC 3216620□. PMID 22355656. doi:10.1038/srep00139

eliminare il colesterolo dal corpo: la bile infatti si unisce ai residui del cibo digerito per formare le feci).

Pensiamoci un attimo: se il colesterolo fosse una sostanza tossica, il nostro corpo

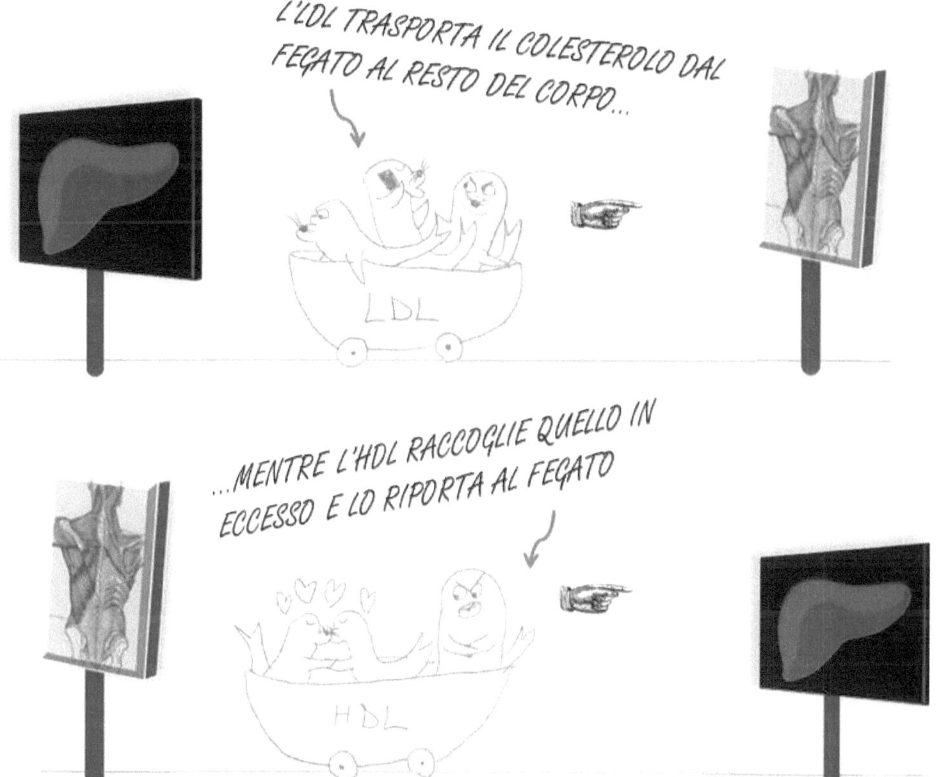

si preoccuperebbe di riportarlo al fegato per riutilizzarlo tramite le HDL?

---

[48] Betteridge; et al. (2008). "Structural requirements for PCSK9-mediated degradation of the low-density lipoprotein receptor". PNAS. 105 (35): 13045–13050. doi:10.1073/pnas.0806312105.

La ragione per cui alti livelli di colesterolo sono tipicamente collegati con un aumentato rischio di malattie cardiovascolari è che il colesterolo in eccesso, se non viene raccolto dalle HDL, può tendere a depositarsi sulle pareti delle arterie, facendo perdere loro elasticità e formando una placca che tende ad ingrossarsi; più o meno la stessa cosa di quando la sporcizia occlude il tubo del lavandino: l'acqua defluisce lentamente e a fatica.

Nel caso dell'arteriosclerosi, è il sangue a circolare con più fatica nel corpo, provocando sofferenze in organi di vitale importanza come cervello, cuore e reni. Se trascurata, l'arteriosclerosi può portare ad occlusioni totali dei vasi o a fuoriuscite di sangue. Si tratta di situazioni terribili che evocano la morte solo con il loro nome: infarto, ictus, angina, trombosi...

Per anni l'HDL è stato chiamato "il colesterolo buono" e l'LDL "il colesterolo cattivo"; questo perché, in un'eccessiva semplificazione, si diceva che l'LDL porta il colesterolo ad occludere le arterie e l'HDL lo toglie per riportarlo al fegato... In realtà noi ora sappiamo che, in primo luogo, il colesterolo è uno solo e le due lipoproteine sono solo un mezzo di trasporto. Inoltre, sappiamo che queste lipoproteine non trasportano avanti e indietro il colesterolo solo per fargli fare un giro turistico del nostro corpo, ma per soddisfare precisi bisogni delle cellule.

Tra questi bisogni (ed è proprio uno degli esempi che avevamo fatto poco fa) c'è anche la riparazione periodica dei vasi sanguigni danneggiati: abbiamo visto che senza colesterolo non si può "costruire" la membrana cellulare, e senza membrana non ci possono essere nuovi tessuti. In questo senso, le famose placche sulle arterie che causano l'arteriosclerosi non sono molto diverse dalle cicatrici che si formano sulle ferite della pelle: è il tessuto che si sta rigenerando, in questo caso grazie al colesterolo. Il problema si ha quando le arterie vivono in un continuo stato di infiammazione, e devono quindi costantemente essere riparate. È in questo caso che il nostro organismo viene sollecitato a produrre sempre più colesterolo, e che quest'ultimo si fissa sulle arterie in modo eccessivo allargando le placche già esistenti.

Immaginate una città in guerra devastata da continui attacchi dinamitardi periodici. Dopo ogni esplosione, alcuni aerei alleati paracadutano sopra alla sfortunata città casse contenenti mattoni e calce per ricostruire i danni negli edifici danneggiati. Il problema è che alcune di queste casse finiscono dove non dovrebbero, e ostruiscono i canali d'acqua indispensabili per la vita della città. Fuori dalla metafora, la città in guerra è il vostro corpo con continue infiammazioni, le casse con i mattoni sono il colesterolo necessario per ricostruirlo, e i canali d'acqua sono le arterie ostruite.

Per anni si è pensato che la soluzione potesse essere diminuire il colesterolo (mangiando meno cibi che lo contengono, o assumendo farmaci che ne inibiscono la produzione). Questo equivale, nel nostro paese in guerra, ad abbattere gli aerei alleati che trasportano casse di mattoni. Nel brevissimo periodo, questa può sembrare una soluzione sensata: non cadono più casse nei preziosi canali. Tuttavia, nel medio periodo, cominciano a sorgere alcuni problemi.

In primo luogo, succede che il comando alleato vede, via satellite, che la città non viene ricostruita. Non sapendo nient'altro, dà l'ordine di intensificare l'invio di mattoni. Come risultato, arrivano molti più aerei di quelli che possiamo abbattere, e siamo daccapo. Questo scenario corrisponde al tentativo di introdurre meno colesterolo con l'alimentazione. Se ricordate, la maggior parte del colesterolo non arriva da fuori, ma è prodotto dal nostro stesso corpo partendo dal caro, vecchio acetil-coenzima A. Se il nostro organismo pensa che serva più colesterolo, il fatto che riduciamo la piccola percentuale assunta con gli alimenti lo disturba ben poco. Semplicemente, incrementa la sua produzione autonoma. Ebbene sì: mangiare meno cibi contenenti colesterolo non lo fa abbassare.[49]

Mettiamo però che la nostra contraerea sia così efficace da abbattere anche un numero enorme di aerei amici. Questo avviene se assumiamo farmaci che, effettivamente, riducono in modo chimico il colesterolo prodotto.

Non occorre un grosso sforzo di fantasia per immaginare dove sta il problema: abbattere gli aerei degli alleati non ci permette di ricostruire adeguatamente la nostra città. Ricordiamo che il colesterolo è necessario per la vita: se è troppo basso, il corpo non funziona in modo adeguato. Alcuni studi, ad esempio, hanno mostrato una chiara correlazione tra bassi livelli di colesterolo ottenuti

---

[49] Handbook of Nutrition and Food, Second Edition, a cura di Carolyn D. Berdanier, Johanna T. Dwyer, Elaine B. Feldman

artificialmente e malattie quali cancro,[50] morbo di Parkinson[51], depressione[52] e cambiamenti della personalità molto gravi.[53]

Che fare, quindi? Forse occorre un cambio di prospettiva: invece di accanirci sugli aerei amici, perché non proviamo a ridurre o eliminare gli attacchi terroristici che sono alla base di tutto? Senza attacchi, il comando alleato non ha motivo di inviare così tanti aerei, e senza questa pioggia continua di casse i nostri canali possono funzionare senza problema. Tradotto nella realtà: eliminando o riducendo l'infiammazione costante, il livello di colesterolo cala automaticamente perché non c'è più un continuo bisogno di riparazioni: viene prodotto solo quello necessario per l'ordinaria amministrazione.[54] Quindi niente crescita delle placche, e possibilità per le HDL di ridurre progressivamente quelle esistenti.

La prova è che una ricerca condotta da un team di Harvard[55] ha mostrato che la misurazione della quantità una particolare proteina che è specchio del livello di infiammazione del corpo è molto più efficace dell'LDL come "spia di allarme" per il rischio di attacchi cardiaci e malattie cardiovascolari.

---

[50] Clinical Research: Statins And Toxicity | July 2007, "Effect of the Magnitude of Lipid Lowering on Risk of Elevated Liver Enzymes, Rhabdomyolysis, and Cancer" Insights From Large Randomized Statin Trials, Alawi A. Alsheikh-Ali, MD; Prasad V. Maddukuri, MD; Hui Han, MD; Richard H. Karas, MD, PhD

[51] Mov Disord. 2008 May 15;23(7):1013-8. doi: 10.1002/mds.22013. Low LDL cholesterol and increased risk of Parkinson's disease: prospective results from Honolulu-Asia Aging Study, Huang X, Abbott RD, Petrovitch H, Mailman RB, Ross GW.

[52] Biol Psychol. Author manuscript; available in PMC 2011 May 1, published in final edited form as: , Biol Psychol. 2010 May; 84(2): 186–191.published online 2010 Jan 28. doi: 10.1016/j.biopsycho.2010.01.012 "Cholesterol, Triglycerides, and the Five-Factor Model of Personality", Angelina R. Sutin, Antonio Terracciano, Barbara Deiana, Manuela Uda, David Schlessinger, Edward G. Lakatta,and Paul T. Costa, Jr.

[53] Epidemiology. 2001 Mar;12(2):168-72.Low serum cholesterol concentration and risk of suicide. Ellison LF, Morrison HI.

[54] The Great Cholesterol Myth: Why Lowering Your Cholesterol Won't Prevent Heart Disease-and the Statin-Free Plan That Will, Jonny Bowden, Stephen Sinatra, Fair Winds Press, 01 nov 2012

[55] Comparison of C-Reactive Protein and Low-Density Lipoprotein Cholesterol Levels in the Prediction of First Cardiovascular Events, Paul M. Ridker, M.D., Nader Rifai, Ph.D., Lynda Rose, M.S., Julie E. Buring, Sc.D., and Nancy R. Cook, Sc.D., N Engl J Med 2002; 347:1557-1565November 14, 2002DOI: 10.1056/NEJMoa021993

La domanda giusta per vivere sani è a lungo, quindi non è: come posso abbassare il mio colesterolo? Bensì: come posso ridurre il livello di infiammazione del mio corpo? È eliminando gli attacchi terroristici, e non gli aerei alleati, che la città può vivere e crescere in modo tranquillo.

L'infiammazione, in condizioni normali, è semplicemente la risposta del nostro corpo a qualcosa di irritante o di nocivo. Tuttavia, vari studi hanno provato che alcune sostanze introdotte con l'alimentazione possono, a lungo andare, provocare uno stato infiammatorio delle arterie, attivando particolari molecole-segnale chiamate citochine, che a loro volta innescano il processo infiammatorio. Il nostro corpo, a quanto pare, reagisce a lungo andare a queste sostanze come se fossero qualcosa di tossico. In dettaglio, secondo studi ben precisi:

- il rapido aumento della concentrazione di zucchero nel sangue (causato, come vedremo in dettaglio più avanti, in grande misura da zuccheri e cereali raffinati[56]) è causa di infiammazione

- i famigerati grassi trans[57] hanno pure una forte componente infiammatoria

- alcol[58] e fumo[59] hanno, tra i loro effetti nocivi, anche il causare infiammazioni persistenti (non tutti i luoghi comuni sul colesterolo possono essere sbagliati, no?)

---

[56] Circulation. 2002 Oct 15;106(16):2067-72, Inflammatory cytokine concentrations are acutely increased by hyperglycemia in humans: role of oxidative stress, Esposito K, Nappo F, Marfella R, Giugliano G, Giugliano F, Ciotola M, Quagliaro L, Ceriello A, Giugliano D.

[57] Am J Clin Nutr. 2004 Apr;79(4):606-12, Dietary intake of trans fatty acids and systemic inflammation in women, Mozaffarian D, Pischon T, Hankinson SE, Rifai N, Joshipura K, Willett WC, Rimm EB.

[58] Alcohol and Inflammation & Immune Responses, Summary of the 2006 Alcohol and Immunology Research Interest Group (AIRIG) meeting, Thomas J. Waldschmidt, Robert T. Cook, and Elizabeth J. Kovacs

[59] Nohra Chalouhi, Muhammad S. Ali, Robert M. Starke, et al., "Cigarette Smoke and Inflammation: Role in Cerebral Aneurysm Formation and Rupture," Mediators of Inflammation, vol. 2012, Article ID 271582, 12 pages, 2012. doi:10.1155/2012/271582

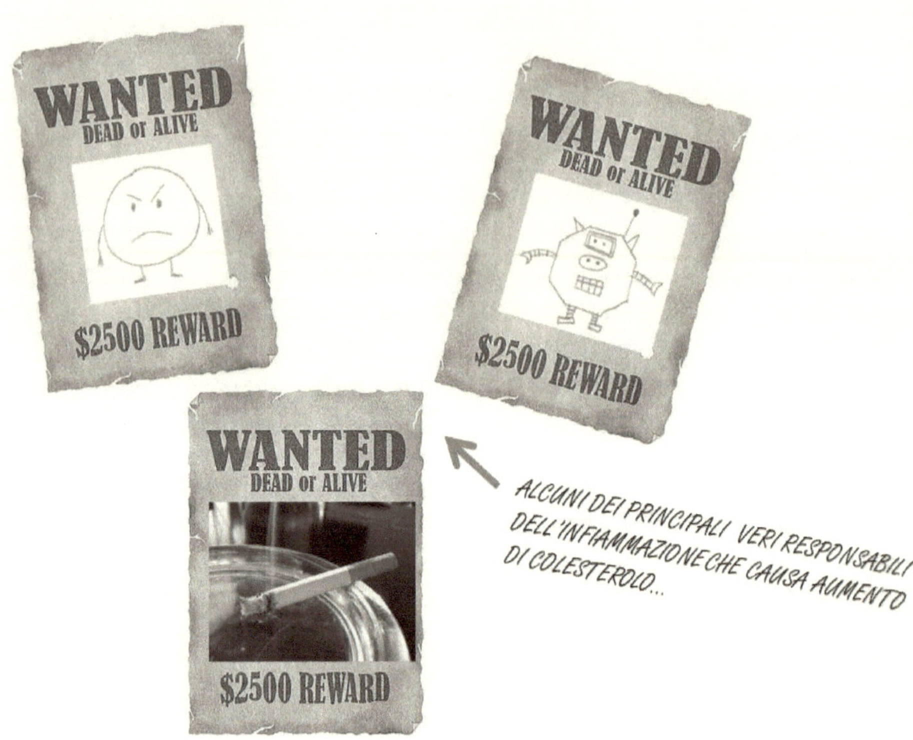

Quello che invece può ridurre lo stato infiammatorio è:

• il consumo di frutta e verdura: molti studi[60] hanno dimostrato[61] che con il consumo periodico di frutta e verdura fresche ad ogni pasto le proteine che segnalano le infiammazioni si riducono nel sangue

---

[60] The American Journal of Clinical Nutrition, November 2005 , vol. 82 no. 5 1052-1058, A 4-wk intervention with high intake of carotenoid-rich vegetables and fruit reduces plasma C-reactive protein in healthy, nonsmoking men, Bernhard Watzl, Sabine E Kulling, Jutta Möseneder, Stephan W Barth, Achim Bub

[61] The American Journal of Clinical Nutrition June 2006_ vol. 83_no. 6_1369-1379, "Dietary patterns are associated with biochemical markers of inflammation and endothelial activation in the Multi-Ethnic Study of Atherosclerosis (MESA)" , Jennifer A Nettleton, Lyn M Steffen, Elizabeth J Mayer-Davis, Nancy S Jenny,Rui Jiang, David M Herrington, David R Jacobs Jr

- una dieta ricca in grassi polinsaturi del tipo Omega 3[62], che abbiamo già conosciuto (mentre gli Omega 6 probabilmente rallentano la loro azione benefica)

- il consumo di sostanze chiamate flavonoidi, di cui sono ricchi alimenti come i mirtilli, il finocchio, il cioccolato e il vino rosso. Gli ultimi due, chiaramente, con moderazione: è risaputo che un bicchiere di buon vino rosso ogni tanto fa bene al cuore, e per quanto riguarda il cioccolato, parliamo naturalmente di una varietà il più fondente possibile, e di qualche quadrettino ogni giorno.[63]

Che dire dei grassi saturi? Per quanto riguarda il processo infiammatorio, sono stati scagionati dalla ricerca[64], anche se permane qualche dubbio sui loro effetti infiammatori nelle persone sovrappeso[65]. Storicamente, i grassi saturi sono stati incolpati di provocare malattie cardiache perché si era osservato un aumento delle lipoproteine LDL quando cibi ricchi di questo tipo di grassi sono introdotti in modo eccessivo. In realtà, non solo uno, ma molti studi nel corso del tempo hanno

---

[62] Nutrition in Clinical Practice Volume 25 Number 6 December 2010, Diet and Inflammation Leo Galland, MD

[63] Nutrition in Clinical Practice Volume 25 Number 6 December 2010, Diet and Inflammation Leo Galland, MD

[64] "Relationships between serum fatty acid composition and multiple markers of inflammation and endothelial function in an elderly population", Petersson, Helena et al., Atherosclerosis , Volume 203 , Issue 1 , 298 - 303

[65] Diabetes Care. 2003 May;26(5):1362-8, "Insulin resistance, inflammation, and serum fatty acid composition", Fernández-Real JM, Broch M, Vendrell J, Ricart W.

dimostrato che, nel lungo periodo, una dieta ricca di grassi saturi non comporta aumento di LDL.[66] [67] [68] [69]

D'altra parte, se ragioniamo su quello che già sappiamo su infiammazione e colesterolo questo non ci sorprende: se una sostanza non causa infiammazione, a lungo andare non provoca un'iper-produzione di colesterolo.

Ricordate il dottor Keys che aborriva gli acidi grassi saturi? Abbiamo appena visto e spiegato in dettaglio il motivo per il quale essa non corrisponde a verità. Questo non vuol dire, naturalmente, che possiamo nutrirci di uova e lardo (vedremo più avanti quali sono le proporzioni ideali tra i vari nutrienti in una dieta), ma dimostra sicuramente che la demonizzazione di questi cibi è stata eccessiva.

I veri nemici del vostro cuore e del sistema cardiovascolare, ora lo sappiamo, sono gli oli trans, gli zuccheri e i cereali raffinati. E i loro migliori amici sono frutta e verdura fresca, frutta secca, cereali integrali, e ogni tanto un buon bicchiere di vino rosso e un quadretto di cioccolato fondente, tutti ricchi delle sostanze che abbiamo elencato sopra[70].

---

[66] Br Med J. 1963 Mar 2; 1(5330): 571–576; "Diet and Plasma Cholesterol in 99 Bank Men"; J. N. Morris, Jean W. Marr, J. A. Heady, G. L. Mills, and T. R. E. Pilkington

[67] Am J Clin Nutr. 1976 Dec;29(12):1384-92; "Daily nutritional intake and serum lipid levels. The Tecumseh study", Nichols AB, Ravenscroft C, Lamphiear DE, Ostrander LD Jr.

[68] Am J Clin Nutr. 1965 Feb;16:238-42; "THE RELATIONSHIP OF NUTRIENT INTAKE AND EXERCISE TO SERUM CHOLESTEROL LEVELS IN WHITE MALES IN EVANS COUNTY, GEORGIA" STULB SC, MCDONOUGH JR, GREENBERG BG, HAMES CG.

[69] Israel Journal of Medical Science,. 1969 Nov-Dec;5(6):1117-27; "Serum cholesterol: its distribution and association with dietary and other variables in a survey of 10,000 men", Kahn HA, Medalie JH, Neufeld HN, Riss E, Balogh M, Groen JJ.

[70] J Am Coll Cardiol. 2006 Aug 15;48(4):677-85. Epub 2006 Jul 24; "The effects of diet on inflammation: emphasis on the metabolic syndrome"; Giugliano D, Ceriello A, Esposito K

9.Il metabolismo delle proteine

"Una proteina è come un filo di perle, ciascuna delle quali è un aminoacido"

Neal Barnard

Il corpo che mangia se stesso

Sappiamo già che le proteine hanno un ruolo fondamentale come "mattoni" ed "ingranaggi" di tutto il nostro corpo. Sfortunatamente, le proteine tendono a danneggiarsi abbastanza facilmente, e devono essere sostituite di continuo perché tessuti e organi possano continuare ad esistere e a funzionare; questo normale processo si chiama turnover delle proteine[71].

La vita media delle proteine dipende dalla tipologia: si va da meno di due ore per enzimi ed ormoni, a svariati giorni per le proteine con funzione più strutturale. Per il nostro corpo è un lavoro enorme: sarebbe come se i mattoni di una casa dovessero essere rimpiazzati uno ad uno ogni settimana, o se gli ingranaggi di un orologio dovessero essere cambiati dieci volte al giorno!

Una piccola proteina, chiamata ubiquitina, ha la funzione di "ispettrice": individua le proteine degradate, che non riescono più a svolgere la loro funzione, e le "etichetta" legandosi a loro. Successivamente, vari enzimi specifici smontano le proteine etichettate liberando i singoli aminoacidi che le formavano.

I problemi nel funzionamento dell'ubiquitina sono implicati in un gran numero di malattie (malattie neurodegenerative, fibrosi cistica, tumori...); immaginate una

---

[71] *Thomas E Creighton (1993). Proteins: Structures and Molecular Properties (2nd ed.). W H Freeman and Company. ISBN 0-7167-2317-4.*

macchina che non effettua alcuna revisione per anni e anni, e capirete facilmente il perché.

Il nostro corpo, che come sappiamo non butta mai via niente, ricicla gli aminoacidi liberati in questo modo e ancora utilizzabili per la formazione di nuove proteine. Gli aminoacidi che derivano da questa azione di recupero, però, non sono sufficienti da soli: un po' perché una parte degli aminoacidi originari viene persa con la degradazione delle proteine, un po' perché ne sono richiesti continuamente di nuovi anche per la crescita e lo sviluppo di cellule e tessuti. Ecco perché è indispensabile introdurre continuamente proteine "fresche" con l'alimentazione.

La digestione delle proteine comincia nello stomaco, ad opera di un enzima (la pepsina) che comincia a "spezzare" le lunghe catene di aminoacidi. Altri enzimi nell'intestino tenue, successivamente, completano il processo, e i singoli aminoacidi vengono assorbiti ed entrano nel circolo sanguigno, attraverso il quale giungono nel fegato o nei tessuti che ne hanno bisogno[72].

Può succedere che con l'alimentazione vengano introdotti più aminoacidi di quelli che servono, al momento, per il turnover delle proteine. Non è possibile per il nostro corpo immagazzinare aminoacidi, quindi è necessario che seguano una via diversa.

Per prima cosa, alcuni enzimi spezzano ogni aminoacido in due parti: una si chiama gruppo amminico, e l'altra scheletro carbonioso.

Il gruppo amminico entra in una serie di processi di trasformazione molto complessi. A noi interessa solo sapere (con qualche semplificazione) che il risultato finale di tutti questi processi è una sostanza di scarto chiamata urea, che viene espulsa dal nostro corpo tramite l'urina.

Il destino degli scheletri carboniosi dipende invece dalla tipologia degli aminoacidi di partenza; possiamo anche qui fare una semplificazione e dire che, tra i principali prodotti finali, troviamo due nostre conoscenze: il piruvato e l'acetil CoA. Sappiamo già che queste sostanze sono combustibile per i nostri mitocondri, oppure la base per la produzione di grassi. È quindi chiaro come dagli aminoacidi si possa ricavare energia, così' come dai carboidrati e dai grassi[73].

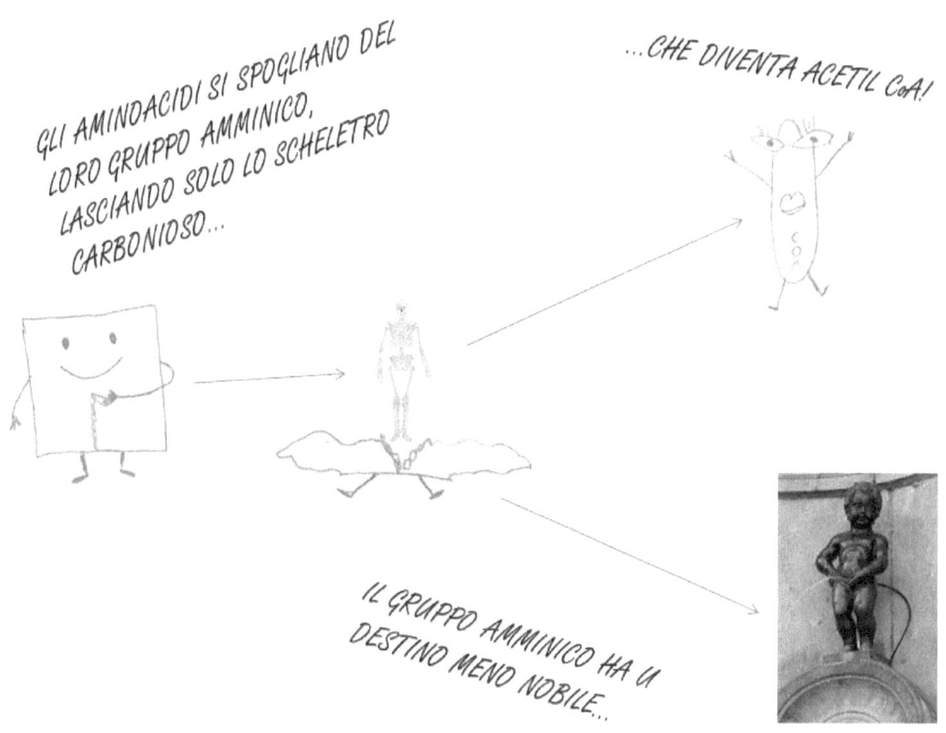

---

[72] Maton, Anthea; Jean Hopkins; Charles William McLaughlin; Susan Johnson; Maryanna Quon Warner; David LaHart; Jill D. Wright (1993). *Human Biology and Health*. Englewood Cliffs, New Jersey, USA: Prentice Hall. ISBN 0-13-981176-1. OCLC 32308337.

[73] Michael Lieberman, Allan D. Marks, *Biochimica medica*, Casa Editrice Ambrosiana, 2014, ISBN 978-88-08-18217-3

Questa reazione può, in alcuni casi, funzionare anche al contrario: il nostro corpo può cioè sintetizzare aminoacidi, quando questi non sono introdotti attraverso l'alimentazione, a partire da sostanze come il piruvato. Attenzione però: questo non è possibile per tutti gli aminoacidi. Se vi ricordate, esistono alcuni tipi di amminoacidi, chiamati essenziali, che devono necessariamente essere introdotti con l'alimentazione. Essi sono proprio quelli che non sono sintetizzabili dall'organismo.

Ricapitolando: gli aminoacidi ingeriti che non servono a ricostruire il nostro organismo tramite il turnover proteico diventano energia da usare o, se non usata, energia di riserva (cioè grasso...)

Un'ultima nota: il nostro corpo può, in condizioni di estrema emergenza, usare gli aminoacidi che costituiscono i tessuti e i muscoli per produrre energia. Questo è però fatto quando non è rimasto nient'altro da bruciare: esaurite tutte le scorte, comprese quelle di glicogeno e di grassi, non si può far altro che ottenere energia dai tessuti stessi dell'organismo. Dopo aver esaurito le riserve di grasso, il nostro organismo comincia a metabolizzare i suoi stessi muscoli: quando questo accade, il limite oltre al quale un regime dietetico non è più salutare è già stato ampiamente superato. È il corpo che "mangia" se stesso.

10. Insulina e glucagone

"A tutti serve un abbraccio. Ti cambia il metabolismo"

Leo Buscaglia

La tragica fine del senatore goloso

Nel suo romanzo "I Buddenbrooks", Thomas Mann narra di un anziano diabetico la cui passione per i dolci va un filino troppo oltre:

"James Mollendorpf, il più anziano dei senatori mercantili, morì in una maniera grottesca ed orribile. L'istinto di conservazione divenne molto debole in questo vecchio signore diabetico; e negli ultimi anni della sua vita egli fu vittima di una passione per le torte e le paste. Il Dottor Grabhow, medico di famiglia dei Mollendorpf, aveva contestato con forza, e i parenti, afflitti, avevano applicato un garbato controllo per impedire al capofamiglia di commettere un suicidio tramite dolci prodotti da forno. Ma il vecchio Senatore, fuori di testa com'era, prese in affitto una stanza da qualche parte, in qualche strada comoda, come Little Groping Alley o Angelswick o Behind-The Wall, un buco di stanza, dove potesse segretamente dedicarsi al consumo di dolci. E lì trovarono il suo corpo senza vita, la bocca ancora piena di torta mezza masticata, le briciole sul suo cappotto e sul miserabile tavolo. Un colpo mortale era sopravvenuto, e aveva fermato la sua lenta dissoluzione".

La miserabile fine del signor James, oltre a servire come sicuro monito contro l'istinto di prendere una seconda fetta di torta Sacher, ci ricorda (forse in modo un po' grottesco) quanto gli zuccheri giochino un ruolo determinante nella qualità della nostra vita. Per comprendere a fondo questo tema, occorre però addentrarci nelle connessioni che il metabolismo ha con alcuni ormoni del nostro corpo. Senza queste tessere del puzzle (connesse anche al diabete, la terribile malattia di cui soffriva il povero signor James), non è possibile comprendere davvero fino in fondo l'effetto che alcuni alimenti hanno sul nostro organismo.

Cominciamo con una definizione: la concentrazione di zuccheri semplici nel sangue di una persona si chiama glicemia: più la glicemia è alta, più glucosio (o altri zuccheri semplici) ci sono nel nostro sangue. Nelle persone sane, la glicemia a digiuno è solitamente tra i 60 e i 99 milligrammi di zucchero per ogni decilitro di sangue. Questo valore sale fino a 130-150 dopo i pasti, quando gli zuccheri assimilati dall'intestino entrano nel sangue[74].

In generale, il nostro corpo è abbastanza "ansioso" riguardo alla glicemia, e ha attivato numerosi meccanismi per controllarla e regolarla. Il motivo è che essa rappresenta un grave pericolo sia quando è troppo alta, sia quando è troppo bassa. Troppo poco zucchero nel sangue e troppo zucchero nel sangue sono entrambi letali per l'organismo.

Il perché avere pochi zuccheri in circolo (ipoglicemia) è pericoloso è presto detto: il cervello ha un bisogno continuo di "bruciare" zuccheri per funzionare, tant'è che quasi il 60% del glucosio in circolo nel sangue è utilizzato dal nostro sistema nervoso.

Poiché il cervello non è in grado di immagazzinare il glucosio in nessun modo, deve sempre essercene una quantità minima nel sangue. Altrimenti rallenta e poi si spegne come una macchina in riserva prolungata: questo vuol dire sintomi che vanno da mal di testa, stanchezza e sonnolenza fino a convulsioni, svenimento e coma.

Leggendo quanto sopra verrebbe da dire che per il corpo è preferibile avere tanto, tantissimo zucchero in circolo nel sangue. Purtroppo, però, anche la condizione opposta (iperglicemia, cioè troppi zuccheri in circolo) è molto pericolosa. Perché?

In quantità troppo elevate, il glucosio è una sostanza tossica: danneggia la parete interna dei vasi sanguigni formando placche che impediscono la circolazione del sangue (aterosclerosi). Questo provoca danni anche molto gravi ad alcuni organi

---

[74] ADA Standards of Medical Care in Diabetes, 2016

come i reni, il cervello, il cuore e gli occhi; inoltre può causare ulcere e ferite che non guariscono alla pelle[75].

La questione della giusta quantità di zuccheri nel sangue (non troppa, non troppo poca) sembra quindi abbastanza delicata. Per questo motivo siamo dotati di due ormoni- sentinella: il glucagone e l'insulina, entrambi prodotti dal pancreas.

La funzione di ciascuna di queste due sentinelle è opposta:

• il glucagone serve a correggere le situazioni di glicemia troppo bassa, quindi scarsità di zuccheri nel sangue

• l'insulina gestisce invece le situazioni di glicemia troppo alta, quindi eccesso di zuccheri nel sangue

Cominciamo con l'osservare l'insulina all'opera. È domenica, avete appena fatto una bella abbuffata, e ora state riposando sul divano con la pancia piena. Ma dentro di voi c'è tutt'altro che tranquillità… non appena i carboidrati della deliziosa cheesecake entrano nel flusso sanguigno sotto forma di zuccheri semplici, la vostra glicemia cresce.

Il pancreas (una grossa ghiandola che si trova sotto allo stomaco) ha al suo interno alcune cellule, chiamate cellule Beta, che si attivano quando la glicemia si innalza, e reagiscono liberando l'insulina nel flusso sanguigno.

Sappiamo già che ogni ormone è una "chiave" che attiva una determinata "serratura". Vediamo allora quali serrature fa scattare l'insulina.

Per cominciare, l'ormone attiva dei recettori che si trovano sulle membrane delle cellule dei muscoli (incluso il cuore) e dei tessuti adiposi. Cosa succede quando la serratura "scatta"?

---

[75] Glucose Toxicity, George Fantus, M.D.Senior Scientist, Division of Cellular & Molecular Biology, Toronto General Research Institute (TGRI), Mount Sinai Hospital, Toronto, ON, CANADA, ac.no.irhsm@sutnaf, Last Update: May 20, 2009.

Se ricordate, avevamo già conosciuto i Glut, "buttadentro" del glucosio. I Glut prendono il glucosio dal sangue e lo inseriscono dentro alla cellula facendogli attraversare la membrana. Non tutti i Glut, però, sono uguali.

In particolare, quelli che lavorano sulle membrane delle cellule di tessuti come il sistema nervoso, la retina o i testicoli lavorano instancabilmente compito senza bisogno di venire attivati da alcunché: gli basta che una molecola di glucosio gli passi accanto, nel flusso sanguigno, per afferrarla e inserirla nella cellula, verso il suo bruciante destino. Questo perché questi tessuti sono particolarmente dipendenti dal glucosio, in quanto possono usare solo quello per produrre energia (non possono quindi "bruciare" gli acidi grassi).

I Glut delle cellule di muscoli e tessuto adiposo, invece, hanno bisogno della chiave-insulina per attivarsi. Senza di essa, rimangono dormienti[76].

Grazie a questo meccanismo, quando c'è poco glucosio nel sangue si è sicuri che verrà utilizzato dal cervello e dagli altri tessuti che non hanno altra scelta. Questo ci impedisce, ad esempio, di svenire o andare in coma durante la notte, quando il glucosio in circolo nel sangue è limitato perché non mangiamo per diverse ore. Solo quando la glicemia aumenta e di conseguenza l'insulina viene prodotta si attivano i Glut dei muscoli e di conseguenza essi possono partecipare al banchetto, solo dopo che i tessuti più bisognosi si sono serviti.

---

[76] Arthur C. Guyton, John E. Hall. Fisiologia medica. Elsevier srl, 2006. p. 966 ISBN 8821429369]

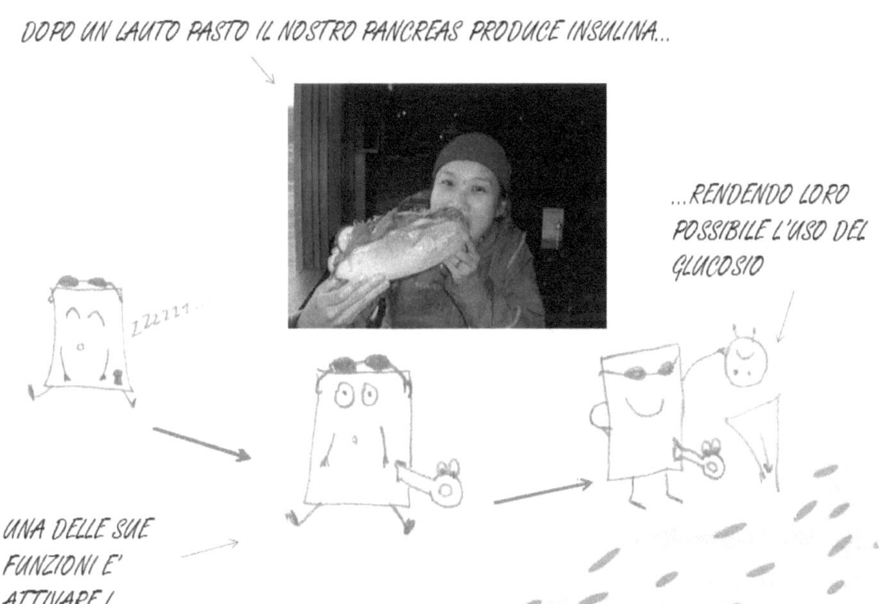

Una nota sul fegato: questo organo ha un tipo ancora differente di Glut, che è indipendente dall'insulina ma si attiva con la semplice presenza di glucosio, oltre a un certo livello, nel sangue. Questo affinché il fegato possa condurre in modo indipendente il suo lavoro di "magazziniere" del glucosio (trasformandolo in glicogeno, come ricorderete). Inoltre, i Glut del fegato sono gli unici che lavorano come "buttafuori" oltre che "buttadentro": possono infatti rimettere il glucosio nel circolo sanguigno, così come l'hanno inserito dentro la cellula. Il glucosio che entra negli altri tessuti, infatti, non vi esce più. Il fegato è invece un magazzino generoso: accumula glicogeno per tutti, e lo rilascia per tutti. Il glicogeno immagazzinato da una cellula dei muscoli è solo per lei.

Torniamo però all'insulina. Un secondo meccanismo attivato da questo ormone è la formazione del glicogeno: quando si inserisce nelle "serrature" delle cellule di fegato e muscoli, infatti, attiva una serie di reazioni chimiche che permettono all' enzima glicogeno-sintesi di cucire pazientemente le molecole di glucosio le une alle altre, formando le catene di glicogeno. L'insulina, quindi, non si limita a favorire l'ingresso di glucosio in questi due tipi di cellule, ma le aiuta anche a immagazzinarlo.

La terza azione dell'insulina riguarda i grassi. Essa, nel fegato e nel tessuto adiposo, stimola gli enzimi che producono acidi grassi (base per i trigliceridi) a partire dall'acetil-enzima CoA e inibisce invece l'enzima lipasi, che "smonta" i trigliceridi in acidi grassi e glicerolo, preparando la loro smobilitazione. In sintesi, l'insulina fa sì che sia più facile produrre grasso e più difficile smaltirlo.

I tre compiti principali dell'insulina hanno perfettamente senso se si tiene in conto il mandato che l'organismo le dà, cioè quello di smaltire il glucosio in eccesso nel sangue. L'insulina adempie questo compito in ogni modo possibile: favorendo il suo ingresso nelle cellule, favorendo il suo accumulo (sotto forma di glicogeno e acidi grassi) e ostacolando l'utilizzo di grassi come fonte di energia (bloccando la lipasi), in modo che sia bruciato il glucosio.

Le persone diabetiche si trovano in una situazione nella quale l'insulina non svolge la sua funzione, o perché il corpo non ne produce abbastanza, o perché le "serrature" che essa dovrebbe far scattare non funzionano in modo adeguato. La conseguenza è l'iperglicemia, cioè la presenza di troppo glucosio nel sangue, con tutti i danni da eccesso di zucchero che abbiamo visto (deficit al sistema nervoso, problemi renali, problemi agli occhi e al sistema cardio-circolatorio). Inoltre, i diabetici hanno problemi a far entrare lo zucchero per produrre energia (ricordate i Glut?), e questo spiega la mancanza di energia e spossatezza che la malattia provoca. Le iniezioni di insulina permettono ai diabetici di vivere una vita normale, ristabilendo l'equilibrio dello zucchero nel sangue[77].

Da notare infine che il rapido calo di zuccheri nel sangue derivato dal lavoro dell'insulina "accende" alcuni recettori del nostro sistema nervoso che si allarmano e per questo motivo stimolano la nostra fame. Ecco perché dopo uno snack dolce rischiate di avere un buco allo stomaco molto repentino.

---

[77] Diabetes Fact sheet N°312". *WHO*. October 2013. Archived from the original on 26 August 2013. Retrieved 25 March 2014.

Vediamo ora l'azione del glucagone. È primavera, e state approfittando del sole per fare una bella corsa all'aperto. Sarà la musica a tutto volume, sarà il piacere di correre nel verde, ma oggi state veramente superando voi stessi, tant'è che a

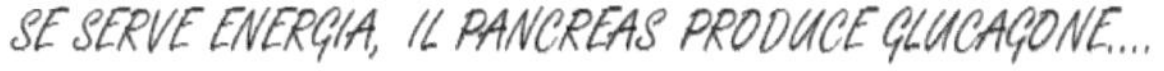

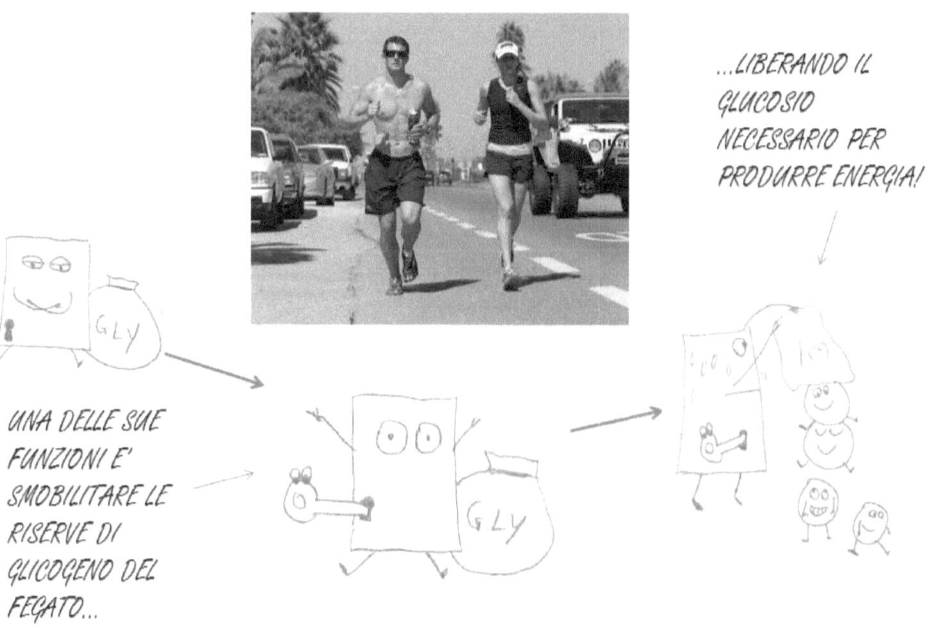

stento vi accorgente di quanto il vostro stomaco brontoli, visto che a colazione siete stati veramente leggeri. Cosa sta succedendo nel vostro organismo?

Il poco zucchero in circolo nel sangue è già stato consumato, il pancreas si accorge che la glicemia è bassa tramite le sue cellule Alfa, e produce glucagone. Il mandato che l'organismo dà a questo ormone è semplice: smobilitare le riserve, mettere a disposizione al più presto qualcosa da dare ai mitocondri affamati delle cellule da bruciare. Per adempiere il suo compito, il glucagone si lega ai suoi recettori nelle cellule del fegato, e qui stimola la suddivisione del glicogeno nelle molecole di glucosio e la loro liberazione nel flusso sanguigno. Inoltre, nel tessuto adiposo, il glucagone stimola la trasformazione dei trigliceridi in glicerolo e acidi grassi, che vengono liberati nel sangue (a bordo di un nuovo trasportatore: la proteina albumina), a disposizione per produrre energia.

È quindi chiaro che, "tirando i fili" dei due ormoni insulina e glucagone, il nostro corpo organizza le varie attività metaboliche a seconda delle esigenze del momento. Succede però che questo meccanismo si inceppi...

Obesi in paradiso

Nel cuore dell'Oceano Pacifico meridionale si trova l'arcipelago di Tonga, un vero e proprio paradiso terrestre di acqua cristallina, spiagge bianchissime e natura rigogliosa con una meravigliosa estate perenne.

Gli abitanti di questo meraviglioso angolo di mondo hanno però un triste primato: con il 92% della popolazione over 30 sovrappeso, Tonga è la nazione più grassa del mondo. Circa il 20% degli indigeni soffre di diabete, e la morte per problemi legati alla over alimentazione è dieci volte maggiore rispetto al Regno Unito.

Questa infelice condizione, che riguarda moltissime altre isole del Pacifico, è in gran parte causata dal cambiamento di dieta che l'avvento della modernità occidentale ha portato qui: alla dieta tradizionale, ricca di carne, pesce, frutta e verdure fresche, si è lentamente sostituita un'alimentazione ricca in cibi confezionati importati dall'esterno, parallelamente all'abbandono dell'agricoltura. Nel tempo, l'acquisto di cibi dall'estero è diventato, in queste nazioni isolate per secoli, un segno di distinzione sociale. Si racconta che le mogli dei primi missionari convincessero le donne locali che il modo più salutare di preparare i pasti per la propria famiglia fosse cucinare torte alla maniera occidentale, in una vera e propria forma di colonialismo alimentare. Ora la dieta locale è largamente composta da cibi in lattina, zuccheri e farine raffinati, bevande zuccherate e birra; la distanza fisica delle isole dalle altre nazioni tende a favorire i cibi industriali a lunga conservazione e a sfavorire quelli freschi[78].

Quello che accade in un organismo assalito dai cibi spazzatura che hanno trasformato la popolazione di Tonga va oltre ai meccanismi che abbiamo descritto sopra. L'eccesso di insulina provocato dalla continua presenza di zuccheri nel sangue, infatti, innesca un meccanismo "malato" a cui il nostro corpo è ben poco preparato a rispondere. Non dimentichiamoci che, dal punto di vista evolutivo, ben poco tempo è passato da quando eravamo cavernicoli che si cibavano di cacciagione. Da questo punto di vista, il livello di preparazione del nostro corpo all'alimentazione moderna non è più di tanto dissimile a quelli degli abitanti di Tonga quando, nel secolo scorso, venivano tentati dalle crostate delle missionarie.

Vediamo cosa succede quando la glicemia è molto spesso alta nel nostro sangue. Questa condizione è molto comune nelle società moderne; ricordate infatti che tutti i carboidrati diventano zuccheri semplici. Se la vostra dieta è largamente basata su pane, crackers, riso, patate, pizza, biscotti, pasta, gallette…. Siete molto probabilmente in questa condizione. Naturalmente, anche i dolci e tutti i cibi zuccherati contribuiscono all'emergenza glicemia.

Con codesta abbondanza perenne di zucchero nel sangue, il pancreas è ben felice di produrre continuamente insulina, per poter adeguatamente utilizzare e immagazzinare il dolce glucosio. Con tutta questa insulina in circolo, qualcosa però succede ai suoi recettori cellulari, le "serrature" che questo ormone fa scattare.

Di base, le nostre cellule hanno un meccanismo di reazione sia alla carenza che all'eccesso di determinate sostanze. In generale, quando una sostanza che deve produrre determinate reazioni è scarsa, la cellula aumenta il numero di recettori per avere più probabilità di captarla. Al contrario, quando la sostanza è troppo abbondante, la cellula diminuisce il numero di recettori (immaginiamo che "tappi" alcune serrature") per ostacolarne gli effetti.

---

[78] The Obesity Epidemic in the Pacific Islands, M i c h a e l C u r t i s, United States Department of Army, Journal of development and social transformation, Volume 1, November 2004

Se l'insulina è sempre in circolo, quindi, le cellule tendono a diminuire il numero di recettori sulla loro membrana, diventando più resistenti all'ormone (si parla infatti di insulino-resistenza). Con meno recettori, l'insulina è meno efficace nell'adempimento dei propri compiti, e quindi la glicemia nel sangue stenta a calare. Il pancreas, continuando a registrare una glicemia alta, risponde producendo ancora più insulina. I recettori delle cellule diventano quindi ancora più scarsi, in un ciclo continuo che nei casi più gravi porta al cosiddetto diabete di tipo due[79].

Se vi ricordate quali sono gli effetti dell'insulina sul nostro corpo, vi sarà anche chiaro quali possano essere le conseguenze devastanti dell'avere in circolo questo ormone in continuazione: in primis una maggiore quantità di acidi grassi in circolo, con conseguente aumentata facilità di aumento del peso.

Ma non solo: il grasso si accumula anche nel fegato, aumentando il rischio di steatosi epatica (volgarmente chiamata "fegato grasso", e spesso preludio a fastidiose infiammazioni o addirittura alla cirrosi), di arteriosclerosi e altre gravissime malattie cardiovascolari (ricordate cosa causa le placche nelle arterie?), di sbilanciamenti ormonali, di cambi di umore.

Inoltre, paradossalmente la resistenza insulinica rende sempre stanchi e spossati. Questo perché, a causa della diminuzione dei recettori sulle cellule muscolari è sempre più difficile assorbire le molecole di glucosio all'interno della cellula. Se vi sentite sempre stanchi, spossati, letargici e privi di energie, chiedetevi se i carboidrati non sono troppo presenti nella vostra dieta.

Non stupisce il fatto che alcuni studi hanno evidenziato, senza ombra di dubbio, che una bassa presenza di insulina nel sangue è strettamente correlata ad un'alta aspettativa di vita[80].

L'insulina, si badi bene, non è di per sé un veleno. Come sappiamo, il suo compito fondamentale è sostanzialmente quello di immagazzinare i nutrienti in eccesso

---

[79] Chiu HK, Tsai EC, Juneja R, et al. (August 2007). "Equivalent insulin resistance". *Diabetes Research and Clinical Practice*. 77: 237–44. PMID 17234296. doi:10.1016/j.diabres.2006.12.013

[80] Aging Dis. 2010 Oct; 1(2): 147–157., Published online 2010 Aug 26., PMCID: PMC3295030, Insulin, IGF-1 and longevity, Diana van Heemst[1,·]

come riserva. I nostri antenati che vivevano nelle caverne si barcamenavano tra periodi di abbondanza alimentare e periodi di carestia: se non fossero stati in grado di immagazzinare riserve di energia all'interno del loro corpo la nostra specie si sarebbe estinta molto velocemente. Il problema si ha quando un meccanismo temprato per la dura vita del Paleolitico si trova a gestire la nostra civiltà di abbondanza di cereali raffinati e zuccheri, come nel caso di Tonga.

Per rimanere giovani, in forma e in salute è dunque essenziale tenere sotto controllo l'insulina. Cosa possiamo fare a riguardo? Dobbiamo cancellare tutti i carboidrati dalla nostra vita? Per rispondere è necessario addentrarsi nel concetto di indice glicemico.

L'autocarro e l'anziana dispotica

Nella commedia "Il dormiglione" di Woody Allen, in un'America del futuro viene trovato e scongelato il corpo di un uomo vissuto negli anni settanta, che era stato ibernato   per errore dopo un'operazione di ulcera duodenale. Quando il pover'uomo si risveglia, i dottori cercano di tranquillizzarlo, e lo fanno in modo un po' particolare:

Dottore: " Ecco. Fumi questo, e si assicuri di inalarle il fumo in profondità nei polmoni ". Woody Allen: "Io non fumo. È tabacco. "

Dottore: "È una delle cose più salutari per il suo corpo. Avanti. Lei ha bisogno di tutta la forza possibile ".

Mentre è abbastanza improbabile che in futuro la medicina ufficiale riabiliti le sigarette, è vero che, con il passare del tempo, spesso le idee su cosa è salutare e cosa no sono cambiate, e proprio su questo il famoso comico stava facendo ironia.

Nel campo della nutrizione, abbiamo già visto alcuni di questi cambiamenti di rotta: il fatto, ad esempio, che si è finalmente ammesso che non c'è correlazione tra il colesterolo contenuto negli alimenti che mangiamo e quello nel nostro sangue, come abbiamo spiegato in precedenza. Ancora, in passato c'era stato un innamoramento collettivo per la margarina, antagonista "buona" del "cattivo" burro, salvo poi accorgersi che era spesso piena dei famigerati grassi idrogenati.

C'è un altro mito, però, di cui vogliamo occuparci adesso. Se si spulciano articoli o dichiarazioni di qualche tempo fa, non è raro trovare l'affermazione che i carboidrati complessi, come riso, pasta, pane (in sintesi, i cereali e i loro derivati) forniscono "energia a lungo termine" e sono quindi sempre salutari per la dieta, perché ci sostengono per tutta la giornata. Cosa c'è di vero in questa affermazione? A riguardo c'è molta confusione, e tanti pareri contrastanti. Non abbiamo forse appena visto che un eccesso di carboidrati provoca cambiamenti deleteri al normale ciclo dell'insulina? Chi ha ragione?

Per fare chiarezza dobbiamo cominciare con un po' di definizioni. Coraggio: sono indispensabili per capire. E, come sempre, cercheremo di fare esempi che possano rendere immediati questi concetti.

Cominciamo con l'indice glicemico. È un valore che misura la velocità con cui i carboidrati contenuti in un alimento si riversano nel sangue. Senza entrare nel dettaglio di come si calcola, ci basta sapere che è misurato da un numero, diverso per ogni alimento. Più il numero è alto, più velocemente i carboidrati contenuti in quel cibo vengono assorbiti dopo che lo mangiamo.

Fino a 40 l'indice glicemico è considerato molto basso; da 41 a 55 basso; da 56 a 69 moderato e da 70 in su alto. Nell'appendice D potete trovare gli indici glicemici dei principali alimenti[81].

In generale, la presenza in un cibo di macronutrienti diversi, come fibre, proteine o grassi, rallenta l'assorbimento dei carboidrati perché complica il lavoro dell'apparato digerente; questo spiega l'indice glicemico basso di cibi come frutta, verdura, latte o carne. Tanto più, invece, i carboidrati sono predominanti o soli come nutrienti, tanto più l'assorbimento è veloce e l'indice glicemico si alza: vedi pane, pasta o dolci fatti con farina raffinata (mentre la farina integrale, grazie al contenuto di fibre, ha un indice più basso).

---

[81] Jenkins et al. *Glycemic index of foods: a physiological basis for carbohydrate exchange.* 1981, American Journal of Clinical Nutrition, Vol 34, 362-366

Perché ci interessa tutto ciò? È immediato collegare il concetto di indice glicemico a quello di glicemia, e pensare che i cibi da preferire siano quelli con indice glicemico minore: i "picchi" di zucchero nel sangue, infatti, provocano anche picchi di insulina, con tutti i nefasti effetti che la sua presenza massiccia nel sangue provoca. Una distribuzione dell'assorbimento di zucchero più "spalmata" nel tempo, invece, dovrebbe evitare tali picchi e, di conseguenza, non provocare mai una "over-insulinizzazione" del sangue.

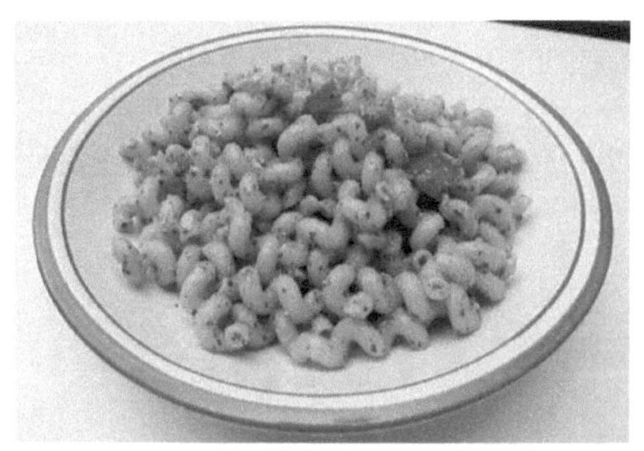

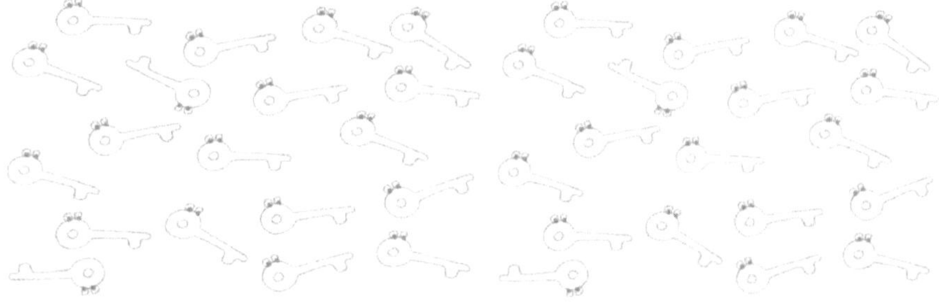

Per fare un'analogia, immaginiamo un autocarro con il ribaltabile che scarica il suo contenuto, che rappresenta il nostro pasto. Lì vicino abita un'anziana signora molto nervosa e molto sensibile al rumore, e pronta a gridare e sbraitare dalla finestra in maniera proporzionale al fastidio che prova. L'acida signora rappresenta le cellule beta del pancreas, e la quantità di grida rappresenta la quantità di insulina che produce.

L'indice glicemico misura la velocità con la quale il contenuto dell'autocarro scende dal ribaltabile, e dipende da ciò che l'autocarro trasporta. Dapprima il veicolo scarica un contenuto di sola ghiaia, poi uno di ghiaia mista a bitume. Il primo carico scenderà velocemente (indice alto), il secondo in maniera più lenta, essendo più vischioso (indice basso). La ghiaia rappresenta i carboidrati, e il bitume gli altri macronutrienti presenti nel cibo che stiamo mangiando. Una fetta di pane bianco è come la ghiaia: non c'è nulla a rallentare l'assorbimento dei carboidrati. Un'albicocca è come la ghiaia mista a bitume: le fibre vegetali che lo tengono insieme rallentano l'assorbimento degli zuccheri.

Tanto più il contenuto scende velocemente, tanto più fa rumore, e provoca grida dell'arzilla nonnina. Il primo carico farà un gran baccano, e causerà grosse urla: fuori dalla metafora, il pane bianco provocherà un rapido aumento della glicemia, e quindi una secrezione di insulina consistente.

Nel caso del secondo carico, invece, il rumore sarà molto minore, e causerà solo qualche borbottio. Così come un'albicocca aumenta solo molto leggermente la glicemia, e quindi provoca una secrezione marginale di insulina.

È davvero così? Sì, ma fino ad un certo punto. Molte diete o metodi alimentari si fermano qua. Dal punto di vista biochimico, questo è invece solo l'inizio.

Prendiamo ad esempio la zucca (indice glicemico 75) e il cioccolato al latte (indice glicemico 44). La comparazione degli indici ci direbbe che è più salutare riempirsi la pancia di cioccolato al latte anziché di zucca. Tristemente, non è così.

Bisogna infatti tener conto non solo di quanto velocemente assorbiamo i carboidrati, ma anche di QUANTI CE NE SONO nell'alimento, per capire quanto velocemente si alza la glicemia, e di conseguenza la produzione di insulina.

Tornando alla vecchietta e all'autocarro, bisogna tenere in considerazione che il fastidio e le urla conseguenti dipenderanno anche dalla quantità del carico. Abbiamo visto quanto sia rumorosa la ghiaia pura che scende veloce, ma se il carico è solo di qualche pietruzza l'anziana signora non sarà più di tanto infastidita. Per contro, anche se la ghiaia mista a bitume è meno rumorosa, se arrivano cento autocarri e continuano a scaricarla per tutto il pomeriggio, state pur sicuri che la signora si farà sentire in modo forte e chiaro.

Quindi: è vero che i carboidrati della zucca si assorbiscono velocemente e causano picchi di insulina, ma è anche vero che non ce ne sono tantissimi. Il calcolo del carico glicemico[82] tiene quindi conto di questo: moltiplica l'indice glicemico della zucca (75) per i grammi di carboidrati in centro grammi di alimento (5,3 in media) diviso cento. Il risultato è circa 4.

Se facciamo lo stesso calcolo per il cioccolato al latte abbiamo: indice glicemico (44) per i grammi di carboidrati in centro grammi di alimento (in media circa 80) diviso cento. Il risultato è circa 35. Molto più alto del 4 della zucca: infatti, anche se la composizione della cioccolata (che è ricca di ingredienti diversi) rende i carboidrati assimilabili più lentamente rispetto a quelli della zucca, è anche vero che ce ne sono molti di più.

Nell'autocarro c'è una miscela che scende più lenta, ma ce n'è tanta, tanta di più. Molto più fastidio per la vecchina, e molte più urla. Cento grammi di cioccolato al latte fanno produrre più insulina rispetto a cento di zucca; ecco già sfumata la dieta a base di cioccolato che avevate in mente.

Le carote bollite hanno un indice glicemico elevato, vicino quasi a quello del glucosio. Ma si possono mangiare in assoluta tranquillità: i carboidrati, anche se vengono assimilati molto rapidamente, sono troppo pochi per provocare un picco importante della glicemia. Nell'autocarro c'è ghiaia pura, ma ce n'è troppo poca per fare rumore.

Il carico glicemico di un pasto è considerato basso fino a 10, medio tra 10 e 20, e alto oltre a venti. Se vogliamo tenere sotto controllo la produzione di insulina, con tutti i benefici che ne conseguono per la salute, la longevità e il controllo del peso, dobbiamo quindi cercare di mantenere il carico glicemico di ogni pasto sotto a 10, sotto alla soglia che fa innervosire eccessivamente l'arzilla vecchietta.

---

[82] *European Journal of Clinical Nutrition* (2007) 61 (Suppl 1), S122–S131; doi:10.1038/sj.ejcn.1602942, Glycemic index and glycemic load: measurement issues and their effect on diet–disease relationships, B J Venn and T J Green

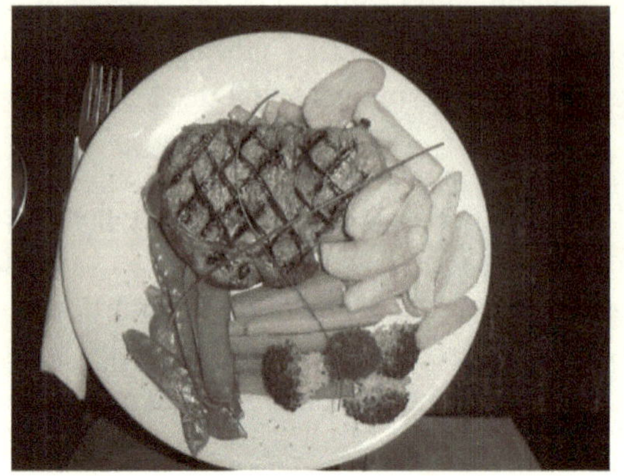

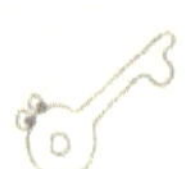

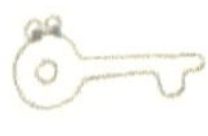

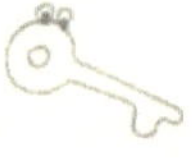

Per ogni cibo, è possibile calcolare la quantità che si può mangiare in una volta senza che il carico glicemico superi il valore di dieci. Nella nostra metafora, per ogni tipo di carico (miscela di più o meno ghiaia e più o meno bitume), si può calcolare quanto è il contenuto dell'autocarro massimo consentito, oltre al quale la vecchietta comincia a strepitare.

Per chi vuole cimentarsi con un po' di matematica, i dettagli del ragionamento sono alla fine dell'appendice D. È sufficiente comunque conoscere la regola che se ne ricava: facendo mille diviso il carico glicemico di un cibo si ottiene la quantità massima che si può mangiare in un pasto senza che il carico glicemico superi dieci. Questo permette di mantenere l'insulina sotto controllo, con gli enormi benefici che, come sappiamo, ne derivano in termini di controllo del peso e salute generale[83].

Ad esempio: il cocco ha un carico glicemico di 3. Mille diviso tre fa 333, il che vuol dire che mangiando fino a circa trecento grammi di cocco il carico glicemico è sotto controllo.

Se fate qualche calcolo con i valori della tabella nell'appendice D, vedrete che ci sono cibi per i quali la quantità che fa superare la soglia di dieci è veramente bassa. Ad esempio, per il pane bianco è circa 18 grammi (1000/56) e per i biscotti circa 15 grammi (1000/63). Questo vuol dire che siamo costretti a pesare ossessivamente questi alimenti mangiandone briciole?

Come sempre, è il buon senso che deve guidare: non è opportuno trasformarsi in ragionieri del cibo e andare al ristorante con la calcolatrice e la tabella dei carichi glicemici. L'insulina non è veleno per topi, e non succede niente, in persone sane, se ogni tanto il carico glicemico di un pasto supera i dieci. Quello che è importante è che non sia perennemente sopra a questo valore. La tabella e il metodo di calcolo dovrebbero servire più che altro come una guida e un ammonimento, per capire quali alimenti possono essere consumati senza particolari problemi, per riempirsi, e quali invece dovrebbero essere oggetto di attenzione (si possono mangiare, ma la dieta non può essere basata su di loro). Vi invito quindi, per curiosità, a provare con qualche cibo: giusto per essere consapevoli di quando la vostra produzione di insulina aumenta, per poi gestire questa informazione senza diventarne ossessionati.

In particolare, ecco qualche consiglio pratico che può aiutarvi a tenere sotto controllo il carico glicemico, e quindi la produzione di insulina:

•	fate sì che frutta e verdura non manchino mai nei vostri pasti. Sono cibi che in generale hanno un carico glicemico basso, vi possono quindi riempire facendovi consumare meno degli alimenti a carico alto. Entrate nell'ordine di idee

---

[83] Carbohydrate Counting, Glycemic Index, and Glycemic Load: Putting Them All Together, Updated March 27, 2014, Published March 23, 2012 by Jacquie Craig, MS, RD, LD, CDE on https://www.diabetesselfmanagement.com

che la parte consistente di un pasto, quella che vi "riempie la pancia", non deve essere a base di cereali o loro derivati, ma di verdura e frutta.

• Quando possibile, effettuate sostituzioni "intelligenti" di cibi simili, ma con carico più basso. Ad esempio il muesli (IG 57) invece dei corn flakes a colazione (IG 104); il pane di segale o di grano saraceno invece di quello di frumento (la farina di segale ha un IG di 29 contro ai 66 di quella di fumento);

• Molto importante: abbinando correttamente i cibi, l'indice glicemico complessivo si abbassa (e quindi anche il carico). Nello stomaco tutto si mescola: quindi cibi con tante fibre, ad esempio, rallentano l'assorbimento dei carboidrati, così come se fossero state dentro al cibo originario. Ad esempio, con un condimento a base di verdure il carico di un piatto di riso o pasta diminuisce. Per lo stesso motivo la pizza margherita, con i suoi ingredienti diversificati, ha un carico di 22 contro a quello di 44 della pasta della pizza!

• Stesso effetto lo hanno i grassi: condire con olio extravergine di oliva i piatti a forte carico glicemico, ad esempio, lo diminuisce. Tornando alla pizza margherita, la mozzarella fa lo stesso. Abbiamo già visto che non bisogna aver paura dei grassi, se presi nelle giuste dosi e scelti bene.

• Preferite sempre i cereali integrali: grazie al fatto che non sono stati privati del loro naturale contenuto di fibre, hanno un carico glicemico molto più basso.

• Lasciate stare lo zucchero, e tutto ciò che lo contiene. Un dolce ogni tanto non fa male, ma assumere ogni giorno zucchero vuol dire sentire la famosa vecchietta alla finestra urlare come un'ossessa in continuazione.

Cosa ne è, quindi, dell'affermazione che i cereali e i loro derivati ci forniscono energia a lungo termine? Ora sappiamo che il carico glicemico a guidare: la differenza tra carboidrati semplici e complessi riguarda la loro struttura molecolare, ma il nostro corpo è molto veloce a trasformare gli uni negli altri, e alla fine entrambi diventano zucchero. Così, un alimento come il pane bianco ha un carico glicemico superiore a quello, ad esempio, dello sciroppo d'acero o del fruttosio.

Lo prova il fatto che molti studi non hanno riscontrato effetti molto diversi nelle perdite di peso in diete basate su carboidrati semplici o complessi, a parità di altre condizioni[84].

Se vogliamo cereali che davvero rilascino zuccheri in modo più prolungato nel tempo e meno deleterio per la nostra glicemia, andiamo verso quelli integrali.

---

[84] Saris et al. Randomized controlled trial of changes in dietary carbohydrate/fat ratio and simple vs complex carbohydrates on body weight and blood lipids: the CARMEN study. The Carbohydrate Ratio Management in European National diets. Int J Obes Relat Metab Disord. 2000 Oct;24(10):1310-8.

TERZA PARTE

costruire un programma nutrizionale

11. La giusta composizione della dieta

"Il buono è bello in quanto retto dalla giusta misura, dall'equilibrio complessivo, dalla medietà stabilita dalle esatte leggi della virtù, che è armonia."

Diogene Laerzio

In questa parte del libro, forti delle conoscenze che abbiamo accumulato finora, cercheremo di rispondere ad una semplice domanda: cosa bisogna mangiare per rimanere in salute, avere la massima energia e vivere al meglio? E cosa per perdere peso in modo semplice e duraturo mentre si raggiungono tutti questi obiettivi?

Andando un pochino più nello specifico: come dovrebbe essere idealmente ripartito il totale del cibo che ingeriamo tra le diverse categorie di alimenti (carne, verdura, latticini, eccetera) e tra i diversi tipi di nutrienti? Se cominciamo a spulciare su internet, o in una libreria, troveremo dozzine di risposte diverse. Ricordate quanto abbiamo detto nell'introduzione di questo libro sulle decine e decine di diete diverse che spuntano come funghi ovunque?

Non ci sarebbe niente di male ad avere tutta questa abbondanza di letteratura sull'argomento, se i consigli di un libro non fossero radicalmente opposti a quelli di un altro. C'è chi vorrebbe farci mangiare "un po' di tutto", come consigliava la nonna, chi compie una crociata contro carboidrati e derivati della farina, e chi giura che ingozzandosi solo di prodotti vegetali si campa fino a cent'anni. C'è l'alimento di moda del momento che ci cambierà la vita: la curcuma! Le bacche di acai! Lo zenzero! E c'è il "cattivo" verso il quale puntare di volta in volta il dito: il latte, la carne rossa, il pane bianco, l'uovo... Mettendo insieme tutte queste informazioni, si potrebbe concepire una dieta ideale basata sul non mangiare nulla, in modo da non scontentare nessuno. Peccato che non si tratti di un regime molto salutare.

L'enorme confusione sull'argomento deriva dal fatto che neppure le posizioni mediche e scientifiche ufficiali sulla nutrizione sono sempre state chiare e univoche. Se avete letto questo libro fin qui, ricorderete ad esempio le cantonate che la scienza medica ufficiale ha preso sui grassi.

C'è purtroppo però ben altro, ed è necessario parlarne prima di tentare di dare una risposta (come sempre scientifica) alla domanda di partenza. Se siete appassionati di thriller politici, tutto ciò vi piacerà un sacco. Parliamo adesso di cospirazioni fatte dietro a porte chiuse nei palazzi del potere... e di liceali che si abbuffano di pizza.

L'invasione della poltiglia rosa

• Coca Cola sta spendendo milioni di dollari in ricerche che dovrebbero dimostrare l'assenza di connessione tra l'incremento degli zuccheri raffinati nella dieta e l'obesità: un bel bicchierone della famosa bevanda sarebbe uno snack altrettanto salutare di un pacchetto di mandorle. Le affermazioni sono costate cause legali da parte di enti no profit[85], i quali sostengono che gli studi in questione, proprio perché finanziati dalla multinazionale, chiudono gli occhi in modo imbarazzante sui reali effetti dello zucchero sulla salute. Coca Cola, nei comunicati stampa e nelle pubblicità, ha ricevuto da queste ricerche consigli molto specifici, come quello di spostare il focus sulla mancanza di esercizio: il reale problema non è assumere "calorie vuote" da una bevanda artificiale, ma il fatto che non ci si muove abbastanza per consumarle. In una campagna pubblicitaria televisiva, la multinazionale definisce le calorie di una lattina di Coca Cola "calorie felici", e suggerisce, tra le altre cose, di bruciarle ridendo di più durante il giorno. Un altro espediente usato nelle interviste, ad esempio, è quello di spostare il focus

---

[85] Comunicato stampa del 4 gennaio 2017 del Center for Science in the Public Interest

da tutt'altra parte, ad esempio sul tema dell'idratazione. Coca Cola non crede nelle calorie vuote, crede nell'idratazione. E offre questa importante fonte di vita ai consumatori (ai quali sarebbe bastato, forse, un bicchiere d'acqua…)

•	Negli USA Kraft vende un prodotto chiamato Kraft Singles, essenzialmente fette a base di formaggio industriale. Ogni fetta fornisce più della metà delle calorie da grassi saturi, ha una quantità alta di sodio, e un battaglione di additivi chimici (sodio fosfato, calcio fosfato, sodio citrato…). Tecnicamente, per le regole americane, non possono neppure essere considerate formaggio. Non si tratta di veleno, ma neppure di un cibo da mangiare tutti i giorni: dovrebbe essere qualcosa da aggiungere alla propria dieta una volta ogni tanto, se piace, come un'eccezione. Eppure, la prestigiosa Academy of Nutrition and Dietetics ha permesso all'azienda di stampare sulla confezione il sigillo "kids eat right", emblema della propria campagna nazionale per un'alimentazione salutare. Com'è possibile? Leggendo le righe piccole, si scopre che le Singles sono semplicemente uno sponsor del programma: l'azienda afferma che questo non vuol dire in nessun modo che l'associazione consigli di consumarlo come parte di una dieta bilanciata. Ma quanto è chiaro ai consumatori questo, si chiedono in molti?[86] Non si tratta di una forma di prostituzione corporativa?

•	Il Congresso Americano ha deciso che la pizza è una verdura[87]. Nelle mense delle scuole degli Stati Uniti, i pasti che ricevono sussidi dal Governo Federale devono per legge contenere una certa quantità di vegetali; questo per promuovere il consumo di alimenti sani nei ragazzi, e per evitare che consumino ogni giorno pasti in stile fast food, a base di patatine e cibi poveri dal punto di vista nutrizionale. Quando la decisione è stata presa, la lobby che rappresenta i produttori di pizza surgelata ha sentito odore di diminuzione di profitti, e ha usato tutte le proprie influenze a Washington per far affermare che, dal punto di vista

---

[86] A Cheese 'Product' Gains Kids' Nutrition Seal, By , MARCH 12, 2015 3:28 PM March 12, 2015 3:28 pm 145, New York Times blog

[87] Huffington Post, How Pizza Became A Vegetable Through The Magic Of Influence-Peddling, 11/16/2011 04:20 pm ET | Updated Jan 16, 2012

legale, la salsa di pomodoro contenuta in una fetta di pizza industriale surgelata è abbastanza per considerarla una verdura. Con buona pace di melanzane e zucchine…

- Cos'è la "poltiglia rosa?" ("pink slime" in inglese)? Non è la secrezione di qualche alieno di film di serie B, ma il nome colloquiale di un preparato industriale fatto con i ritagli e gli scarti della macellazione di animali da carne. Cartilagine e altri scarti di lavorazione che nessuno comprerebbe vengono tritati e trattati con sostanze chimiche finché non diventano un composto rosa brillante. Negli Stati Uniti la poltiglia rosa è utilizzata per il confezionamento di molti prodotti a base di carne, al punto da essere presente nel 70% di essi. Vi sono vari interrogativi, tutti alquanto condivisibili, sulla qualità di questo prodotto. Tra i principali, una richiesta dell'Agricultural Marketing Service statunitense di determinare le conseguenze per la salute dei consumatori della presenza di ammoniaca nell'impasto, a seguito di varie proteste per l'odore penetrante che la poltiglia emanava. Una grande multinazionale produttrice della poltiglia, la Beef Products, vinse la causa legale che l'avrebbe costretta a listare l'ammoniaca tra gli ingredienti, scoraggiando l'uso e l'acquisto dello slime. Questo grazie al supporto della lobby dell'industria della carne; è merito suo se, forse, gli hamburger che avete in frigo hanno in parte la stessa composizione del solvente che c'è in bagno[88].

Questi pochi e pittoreschi esempi dovrebbero farvi cominciare a vedere con occhi diversi ciò che mangiate; tuttavia la madre di tutte le operazioni di lobby sul cibo è ben più grande e ha avuto effetti davvero devastanti

---

[88] HUFFINGTON POST, Pink Slime, Ammonium Hydroxide Fast Food Ground Beef Additive, Dropped By McDonald's Et Al., 01/27/2012 04:38 pm ET | **Updated** Mar 05, 2012

La piramide maledetta

Dal punto di vista alimentare, il mondo è in cattiva salute. Pessima, anzi. Negli Stati Uniti più di un terzo degli adulti è obeso, e quasi un quinto dei giovani e dei bambini; il trend di aumento del girovita è comune a tutti i paesi industrializzati[89].

I problemi cardiaci, in parallelo, sono diventati la prima causa di morte nel mondo: una persona su tre, in pratica, passa a vita migliore per disturbi legati al sistema cardiocircolatorio[90]. Il diabete di tipo due, quello collegato alla cattiva alimentazione, sta inoltre diventando una vera e propria epidemia globale, travalicando i confini dei paesi industrializzati per toccare anche quelli in via di sviluppo[91].

Questi problemi si sono particolarmente accentuati negli ultimi decenni. Che cosa è successo? Di sicuro si può puntare il dito verso la società dell'opulenza e la sempre più facile disponibilità di cibo spazzatura, fast food e dolciumi… eppure è piuttosto logico che questi fattori, da soli, non possano essere sufficienti a spiegare una così radicale diffusione di obesità e di malattie legate all'alimentazione. Ci deve per forza essere qualcosa di più radicale; d'altra parte è nell'esperienza comune lottare contro il peso o almeno avere una flaccida pancetta già a quarant'anni, così come sentirsi fiacchi, spossati e senza energie, o subire un precoce e pericoloso invecchiamento dell'intero sistema cardiocircolatorio. Cosa è successo negli ultimi decenni? Qualche scienziato pazzo ha sorvolato i nostri cieli spruzzando qualche veleno misterioso? Niente di tutto ciò; molto più semplicemente, si sta scoprendo che i consigli "ufficiali" su come alimentarsi non hanno fondamenta scientifiche… Vediamo di capire meglio il perché.

---

[89] Psychiatr Clin North Am. Author manuscript; available in PMC 2012 Dec 1., Published in final edited form as:, Psychiatr Clin North Am. 2011 Dec; 34(4): 717–732., doi: 10.1016/j.psc.2011.08.005, OBESITY: OVERVIEW OF AN EPIDEMIC, Nia Mitchell, MD, Vicki Catenacci, MD, Holly R. Wyatt, MD, and James O. Hill, PhD

[90] World Health Organisation fact sheet, settembre 2016

[91] The New York Times, The Global Diabetes Epidemic, By KASIA LIPSKAAPRIL 25, 2014

È molto probabile che abbiate già visto la piramide alimentare. È un modello visivo molto semplice che dovrebbe dare un colpo d'occhio su quali e quanti cibi dovremmo mangiare quotidianamente per rimanere in salute. Fu ideata dal dipartimento statunitense dell'Agricoltura nel 1992 riadattando un'idea svedese degli anni settanta. I messaggi che la piramide del 1992 dà corrispondono, grosso modo, a ciò che la maggior parte delle persone considera come "buon senso alimentare", e questa è la prova di quanto queste indicazioni abbiano pervaso le abitudini alimentari in tutto il mondo:

Alla base della piramide i cibi che si devono consumare in misura maggiore, e sui quali deve basarsi la nostra alimentazione quotidiana: cereali e loro derivati. Dalle 6 alle 11 porzioni al giorno raccomandate.

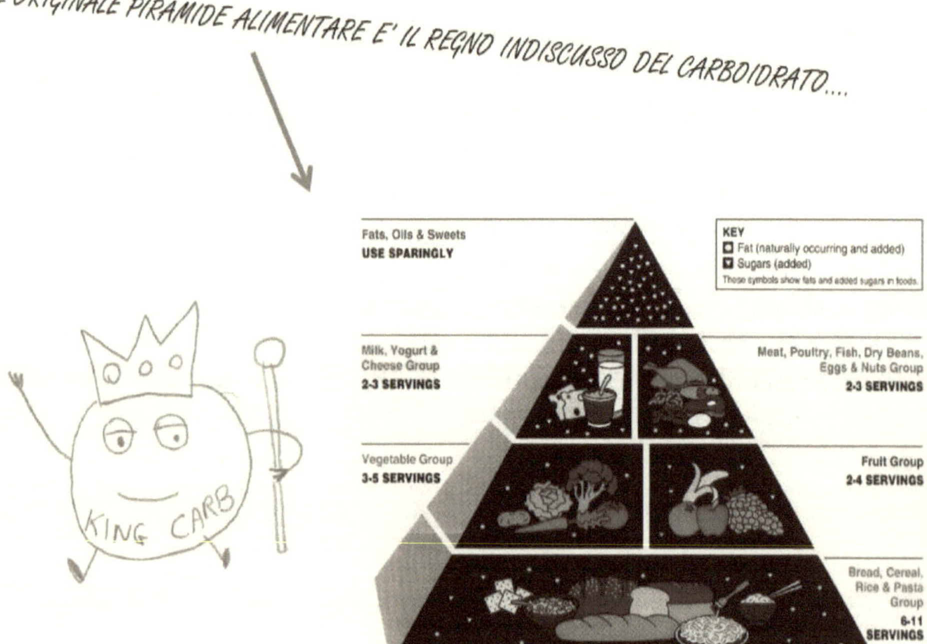

- Al piano superiore frutta e verdura, da consumare in abbondanza, dalle 5 alle 9 porzioni totali raccomandate

- Salendo ancora la piramide comincia a restringersi, e si entra nel campo dei cibi sui quali si deve fare un po' più di attenzione: latticini (2-3 porzioni) e prodotti animali come uova, carne o pesce (2-3 porzioni)

- Nella punta, i cibi da consumare solo occasionalmente e con attenzione: dolci, oli e grassi

Vi ritrovate in queste indicazioni? Fate un esperimento: condividetele con dieci persone a caso che conoscete. La grande maggioranza, scommetto, le giudicherà totalmente ragionevoli. Se vi ricordate alcuni concetti spiegati in precedenza in questo libro, però, può essere che voi ora abbiate qualche dubbio.

Luise Light era stata responsabile del progetto originale per il governo statunitense e quindi conosce molto bene la piramide. In un articolo del 2004[92] dice testualmente:

"Quando la versione rivisitata della guida ci fu re-inviata, siamo rimasti scioccati di scoprire che era molto diversa da quella che avevamo sviluppato. Come ho scoperto in seguito, le ampie modifiche apportate alla guida da parte dell'Ufficio del Ministro dell'Agricoltura sono state concepite per guadagnare il placet dell'industria alimentare"

Quali sono i cambiamenti denunciati da Luise? Ecco i principali:

Per compiacere i coltivatori del settore, le porzioni di cereali erano state enormemente aumentate: come abbiamo visto, dalle 6 alle 11 al giorno (3 o 4 nella versione originale). Biscotti a colazione, crackers a metà mattina, pasta a pranzo seguita da una pagnotta, fette biscottate a merenda, riso a cena... vi sembra molto? Eppure siamo solo a sei porzioni, il minimo sindacale secondo la piramide rivisitata...

---

[92] A Fatally Flawed Food Guide, by Luise Light, Ed.D, 2004

I prodotti derivati dalla farina bianca raffinata, inoltre, erano stati espressamente indicati come poco salutari e portati in cima alla piramide. Immaginate l'espressione di Luise quando li ha visti fare bella mostra di sé nella base della stessa, tra ciò che deve essere consumato in abbondanza... lobby dei produttori di snack, merendine, sostituti del pane...

Le porzioni di frutta e verdura fresche erano state invece diminuite (da 5-9 a 2-3), evidentemente perché le azioni di lobbying non erano state abbastanza forti a riguardo (coltivare mais o grano è molto più redditizio...). Verranno portate a 5-7 solo più tardi, a seguito delle pressioni del National Cancer Institute

Le raccomandazioni di preferire in generale i cibi freschi a quelli processati erano state eliminate

A questo possiamo aggiungere, anche se non citato espressamente nell'articolo, il trattamento discriminatorio riservato ai grassi: relegati come lebbrosi in cima alla piramide. Sappiamo già che, eccezion fatta per i grassi idrogenati o quelli sproporzionati in omega sei, non meritano per niente questa fama, e che un generoso giro di olio extravergine d'oliva sulla nostra insalata è solo benefico per noi.

"Ho protestato con veemenza – dice Luise - che i cambiamenti, se seguiti, avrebbero portato ad una epidemia di obesità e diabete - e non potevano essere giustificati né dal punto di vista della nutrizione né da quello della salute. Con mio grande stupore, ero una voce fuori dal coro su questo tema, visto che i miei colleghi sembravano accettare la decisione a "livello politico".

Vera e propria Cassandra dell'alimentazione, Luise aveva, come vedete, previsto giusto. Le linee guida hanno modificato il tradizionale buon senso, facendo percepire come pericolosi cibi assolutamente naturali (carne, formaggi, olio d'oliva...) e rimpiazzandoli con prodotti industriali ricchi di farine raffinate e zuccheri, economici da produrre, che portavano enormi margini alle industrie alimentari.

Non solo: l'industria del "low fat", su questa scia, è diventata un business astronomico; peccato che il grasso è stato rimpiazzato nei cibi confezionati, ancora una volta, da carboidrati.

Tra raccomandazioni e proliferare di prodotti confezionati sugli scaffali, i carboidrati hanno preso il controllo sulla nostra dieta.

"È vero: il focus sulla riduzione dei grassi nelle dosi giornaliere consigliate a implicitamente portato ad un aumento dei carboidrati", dice il Dottor Walter Willett, a capo del Dipartimento di Nutrizione dell'Harvard's School of Public Health. "E questo è diventato problematico, perché la gran maggioranza dei carboidrati negli stati uniti sono raffinati e cattivi per la salute"[93].

Abbiamo già visto come i carboidrati raffinati hanno una parentela molto stretta con diabete, obesità e problemi cardiaci, quindi non dobbiamo stupirci se i tassi di incidenza di questi problemi sono esplosi in modo parallelo al recepimento di queste linee guida.

Per fugare ogni dubbio a riguardo, citiamo uno studio del 2004[94] che analizza la correlazione statistica tra il diabete di tipo due e il consumo di carboidrati raffinati negli Stati Uniti nel corso del ventesimo secolo e che conferma, senza ombra di dubbio, il rapporto tra le due variabili.

Il piatto ideale

Nel 2011 la piramide è stata ufficialmente messa in pensione dal Dipartimento dell'Agricoltura, e rimpiazzata nelle guide ufficiali per la popolazione da Myplate: l'immagine di un piatto diviso in parti rappresenta la ideale ripartizione di un pasto. Dal punto di vista dell'efficacia e dell'utilizzabilità, la nuova versione è di sicuro migliore: anziché rappresentare la totalità del cibo da mangiare nel corso della giornata e affidarsi a generiche e soggettive "porzioni", offre un'idea visiva e semplice di come, più o meno, districarsi tra i vari cibi ad ogni pasto. Anche dal

---

[93] Huffington Pot, What The Government Got Wrong About Nutrition — And How It Can Fix It, By Meredith Melnick, Sabrina Siddiqui, 31/7/2014

[94] © 2004 American Society for Clinical Nutrition, Increased consumption of refined carbohydrates and the epidemic of type 2 diabetes in the United States: an ecologic assessment, Lee S Gross, , Li Li, , Earl S Ford, and Simin Liu

punto di vista della ripartizione dei nutrienti abbiamo un netto miglioramento: la valanga di carboidrati è rimpicciolita: secondo le nuove linee guida, i cereali dovrebbero occupare circa un quarto del piatto ideale, con cibi ricchi di proteine che lo riempiono per un altro quarto e frutta e vegetali per il resto. I latticini compaiono come una sorta di accompagnamento, a lato, nella forma di un immaginario bicchiere di latte.

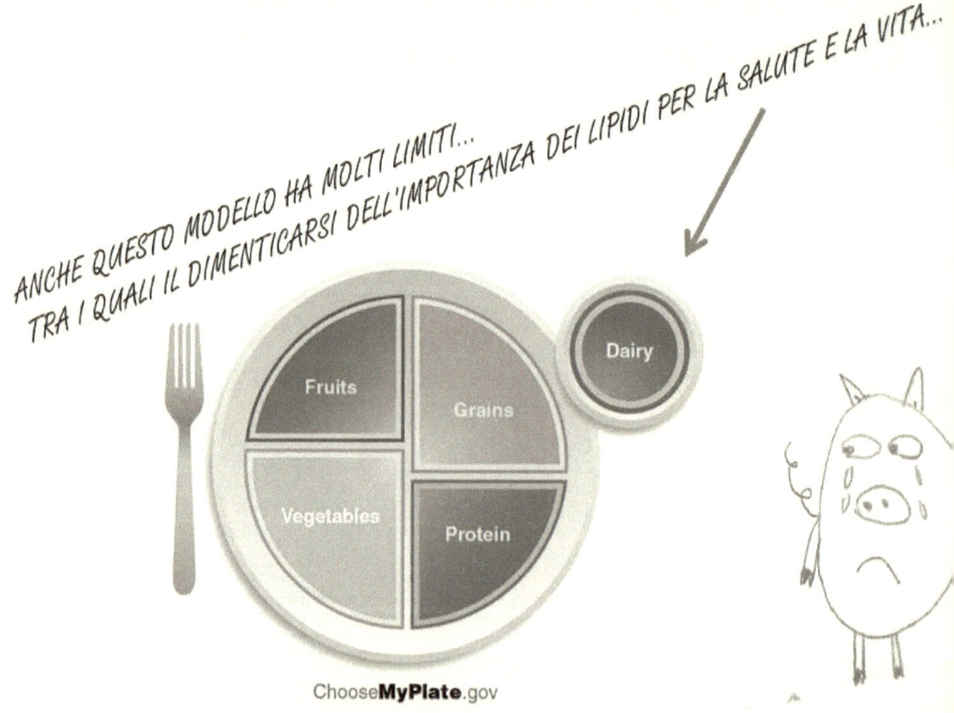

Tuttavia, il nuovo schema presenta ancora molte limitazioni, che lo allontanano dalla reale dieta ideale. Tali problemi sono stati sottolineati pubblicamente dalla Harvard Medical School, che ha preparato una versione migliorata di Myplate chiamata Healthy Living Plate, specificando sul proprio sito internet: "Healthy

Eating Plate è basato esclusivamente sulle migliori conoscenze scientifiche a disposizione e non è stato soggetto a pressioni politiche o commerciali dalle lobby dell'industria alimentare".

Il che suona come una neanche tanto velata accusa al lavoro ufficiale del governo[95]...

Quali sono le critiche di Harvard a Myplate, e quali le conseguenti modifiche per migliorarlo?

• Inizialmente Myplate non differenziava i cerali raffinati da quelli integrali. In un secondo momento, è stato aggiunto il consiglio di consumare almeno metà dei cereali quotidiani sotto forma di integrali, ma questo è comunque non abbastanza... il modello di Harvard incoraggia espressamente a limitare il più possibile i cereali raffinati, incoronando quelli integrali come scelta principale

• Myplate è silenzioso riguardo al capitolo grassi. Guardando la rappresentazione del piatto, si potrebbe pensare che è giusto eliminare completamente i grassi. Abbiamo già parlato molte volte, invece, della loro assoluta necessità per la salute. Il piatto di Harvard, al contrario, ha una bottiglietta d'olio disegnata a fianco per ricordare il ruolo centrale di queste sostanze, e dettaglia poi giustamente quali preferire, in linea con quanto già abbiamo visto

• Harvard raccomanda di bere acqua ad ogni pasto, limitando invece il più possibile i succhi di frutta (ricchi di zucchero e poveri di nutrienti; Myplate li considera invece come porzioni di frutta se al 100%) e riducendo il latte e i latticini a due porzioni al giorno (i latticini non sono un accompagnamento necessario ad ogni pasto come pare comunicare Myplate)

Torniamo alla nostra domanda iniziale: cosa bisogna mangiare per rimanere in salute, avere la massima energia e vivere al meglio? È verosimile ritenere il modello di Harvard una risposta molto buona; il che è facile da dimostrare se si

---

[95] https://www.hsph.harvard.edu/nutritionsource/healthy-eating-plate-vs-usda-myplate/

considera che è in accordo a tutto quello che abbiamo visto insieme nel corso del libro. Di seguito il dettaglio delle raccomandazioni dell'Healthy Eating Plate:

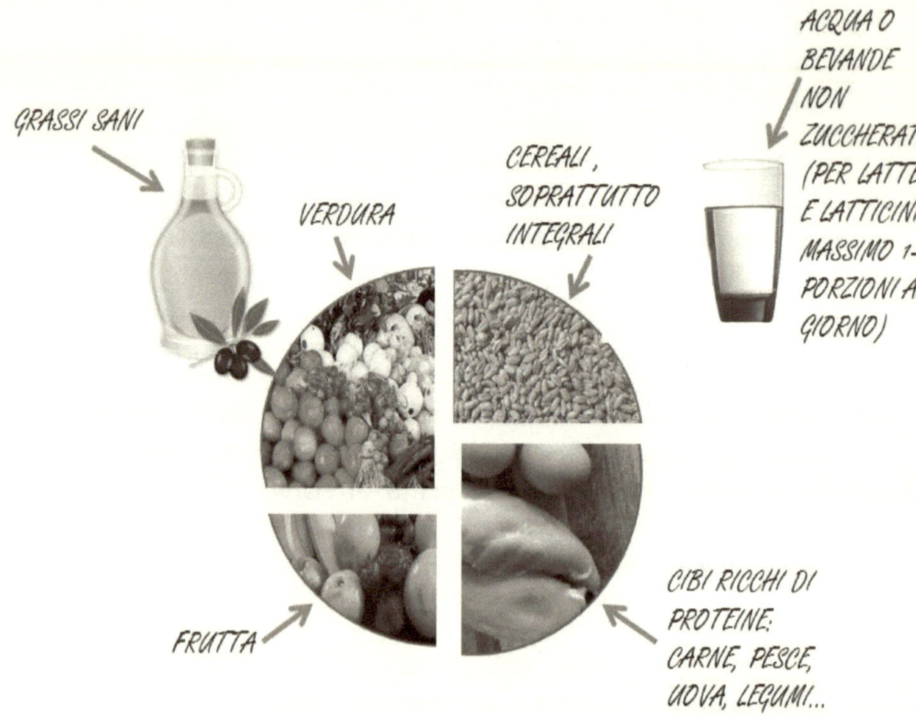

Pensando a un ideale piatto che contiene un nostro pasto, metà dovrebbe essere riempito con frutta e verdura fresca; la verdura dovrebbe riempire due terzi di questa metà e la frutta il resto. La varietà è molto importante, meglio cambiare spesso tipi di vegetali. Attenzione alle patate, che contano come se fossero pane, non come verdure

Un quarto del piatto totale va riempito con cereali e loro derivati, che devono essere integrali. I cereali raffinati e i loro derivati, invece, dovrebbero essere consumati solo occasionalmente, come un'eccezione

L'altro quarto va riempito con cibi ricchi di proteine, come carni bianche, pesce, legumi, uova e (con più moderazione) carni rosse e formaggi. Le carni processate vanno invece consumate saltuariamente

Importante non dimenticare di condire con olii sani (come l'extravergine d'oliva e l'olio di canola, ma si potrebbe aggiungere all'elenco di grassi salutari anche pesce grasso, avocado, semi oleosi, frutta secca). Il burro va consumato con più moderazione, e i grassi trans assolutamente evitati

Importante anche bere acqua o alternative senza zucchero (tè, caffè). Il latte e i latticini non sono un sostituto dell'acqua, ma un vero e proprio alimento da consumare al massimo una o due volte al giorno, mentre le bevande zuccherate, inclusi i succhi di frutta, andrebbero evitate

Questo modello è efficace proprio perché è molto semplice. Permette di non perdersi in classificazioni astruse o regole ferree, ma di avere un'idea efficace di come l'alimentazione quotidiana dovrebbe essere distribuita. È ovvio che non è sempre possibile ripartire così ogni pasto, ma è utile avere davanti agli occhi questa rappresentazione grafica per far sì che, nel corso della giornata, ciò che mangiamo rappresenti, più o meno, i vari gruppi di cibi in queste proporzioni.

Non c'è bisogno di diventare talebani a riguardo: magari le carenze di un giorno possono essere recuperate da quello successivo, l'importante è che ci sia armonia tra le varie categorie. Come potete vedere, non è nulla di sconvolgente o di drastico, semplicemente tutto questo è la conseguenza ovvia di come la biochimica del nostro corpo funziona.

I dolci, i fritti e i cibi confezionati non sono nominati e quindi, insieme a cereali raffinati e carni processate, devono essere considerati un'eccezione. Nulla di male a consumarli una o due volte a settimana, magari nel weekend, l'importante è che non diventino nel modo più assoluto la base dell'alimentazione.

Vale la pena di notare, per finire, come queste regole per il "piatto ideale" permettano anche, come è facile verificare, di rispettare le indicazioni che abbiamo dato in precedenza per tenere sotto controllo il carico glicemico: da qualunque parte ci si arrivi, il buon cibo è buon cibo.

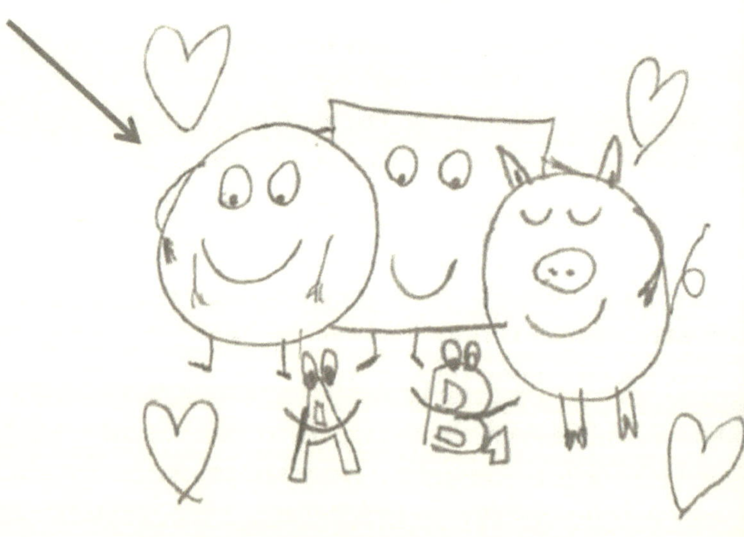

IL MODELLO DEL PIATTO DI
HARVARD CREA UN'ARMONIA
TRA I VARI MACRONUTRIENTI
PERFETTA PER LA NOSTRA
SALUTE...

12. Calorie e peso corporeo

L'ossessione di Lulu

Abbiamo compreso come deve essere strutturata la nostra alimentazione affinché possiamo vivere sai, bene, a lungo e pieni di energia. La prossima domanda è: come dobbiamo comportarci per perdere (o guadagnare) peso?

Non si tratta di una questione da poco, dato il business multimilionario, e mai in crisi, che riguarda libri, medicinali, integratori, corsi e alimenti speciali destinati alla perdita del peso. Ancora una volta, vogliamo trattare questo argomento dal punto di vista scientifico, senza farci influenzare dalle mode del momento e dalla sterminata letteratura pseudo-scientifica in materia.

Il grasso corporeo, come abbiamo visto in dettaglio in precedenza, altro non è che un deposito di energia: le sostanze nutritive in eccesso introdotte con l'alimentazione finiscono lì per poter essere bruciate in tempi di magra. È un meccanismo che ci ha permesso di sopravvivere quando eravamo cavernicoli che trovavano cibo un giorno sì e tre no; però oggi, nell'era dei distributori di merendine, si è ritorto contro di noi.

È proprio in termini di energia che dobbiamo quindi ragionare. La misura principe dell'energia che forniscono i cibi è presa a prestito dalla termodinamica, e di sicuro tutti la conoscete più che bene: la caloria.

Una caloria (o, più propriamente, kilocaloria, anche se noi qui utilizzeremo per semplicità il primo termine, più comune), altro non è che una quantità di energia.

Più precisamente, quella necessaria ad innalzare di un grado centigrado la temperatura di un chilo di acqua distillata a pressione di un'atmosfera.

Quindi, quando mangiamo una barretta di cioccolato da 500 calorie forniamo ai nostri mitocondri benzina sufficiente per produrre la stessa quantità di energia che servirebbe ad innalzare di un grado la temperatura di cinque quintali di acqua... dite la verità, non pensavate di essere piccoli termostati.

Anche tutte le attività che consumano energia sono misurate in calorie, con la stessa logica.

La prima persona nella storia che rese popolare al pubblico l'idea di usare il conteggio delle calorie per la perdita del peso fu la dottoressa Lulu Hunt Peters: nel lontano 1918, fu una pioniera della dietetica, e sfornò il primo bestseller sulla perdita di peso della storia: "Diet and health"[96].

Nata nel Maine e trasferita in California da giovane, Lulu era sempre stata sovrappeso: era arrivata a pesare quasi cento chili. Dopo essersi laureata in medicina a Berkeley nel 1909, Lulu decise di applicare le sue conoscenze mediche al tema della perdita del peso, studiando a fondo proprio il legame tra calorie e dimagrimento. Non solo riuscì a dimagrire di oltre trenta chili, ma si dedicò completamente al tema, lanciando una campagna di sensibilizzazione pubblica sui temi del controllo del peso, dell'esercizio e della dieta.

Oggi molte parti di questo libro fanno naturalmente sorridere: ad esempio quelle dove mette in guardia contro le mode dell'epoca per perdere peso, tra le quali si annoveravano pillole a base di arsenico, o addirittura pillole contenenti larve di parassiti intestinali...

Inoltre, l'approccio verso la perdita di peso non è sicuramente quello di una dottoressa equilibrata... Lulu sembrava per lo più ossessionata dal tema, come testimoniano questi due brani del suo libro, che riportiamo come testimonianza

---

[96] *Jou, Chin (2007-10-11). "Your Stomach Must Be Disciplined": Lulu Hunt Peters and the Beginnings of Calorie-Counting in Corporeal Self-Regulation, 1918-1924. Annual Meeting of The American Studies Association. Philadelphia Marriott Downtown, Philadelphia, PA. Retrieved 17 October 2013.*

di quanto la cultura sul tema sia cambiata (per fortuna). Tra malcelato disprezzo verso chiunque non voglia essere scheletrico, mariti manipolatori e amiche con storie macabre, abbiamo un buon campionario delle nevrosi dell'inizio del ventesimo secolo...

"Sei magra e vuoi ingrassare? Salta questo capitolo. Non ti interessa. Mi occuperò dopo del tuo caso. Ad ogni modo, non sono particolarmente interessata in te, visto che non posso cambiare il tuo punto di vista. Come una persona possa voler essere qualcosa di diverso da magra va oltre la mia intelligenza. Comunque, sapendo che ci sono individui così deludenti, sono costretta a darti consigli..."

"Quando inizierai a dimagrire, dovrai combattere contro le seguenti cose. Per prima cosa, tuo marito, che dice che non ama le donne magre. Arrivo quasi ad odiare mio marito quando penso a per quanto tempo mi ha tenuta sotto questa illusione. Adesso, naturalmente, so tutto della indole gelosa, e di come non voleva che fossi attraente. Secondo: tua sorella, che dice: oh mio Dio, Lou, sembri vecchia oggi, stavi meglio com'eri prima! Terzo: le tue amiche, che ti dicono che stai bene come sei ora, e di non perdere neppure un altro chilo! E altre amiche che ti raccontano amene storielle di persone che conoscono e che sono dimagrite, e che si sono indebolite e alla fine sono morte"[97].

Nonostante questi aspetti, comunque bilanciati dalle deliziose illustrazioni fatte dalla nipotina di nove anni della Lulu (alcune delle quali meritano di essere viste, le riportiamo in queste pagine!), il messaggio centrale del libro è incredibilmente attuale.

---

[97] "Diet and health", 1918, Lulu Hunt Peters

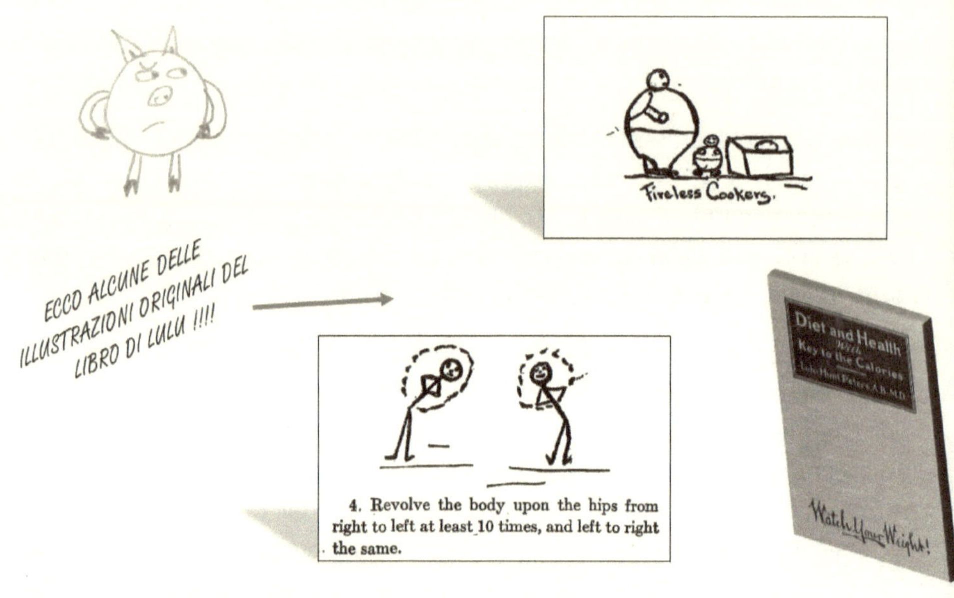

Molto semplicemente, Lulu diceva che la chiave per dimagrire era ingerire meno calorie di quanto se ne consumassero. Punto. Il libro permetteva quindi di calcolare il fabbisogno calorico giornaliero in base a parametri come sesso, altezza, attività fisica… e stimare le quantità di calorie dei vari cibi.

Questa semplice verità è stata alla base di tutte le diete che sono venute dopo, ed è ancora il punto di vista ufficiale della medicina: le diete che vi farà un qualsiasi medico sono calcolate proprio come avrebbe fatto Lulu:

•   stima del vostro fabbisogno calorico giornaliero personalizzato, che tenga conto anche del movimento

•   riduzione dello stesso di una percentuale accettabile, che corrisponde alle calorie che il vostro corpo prenderà dal tessuto adiposo anziché dal cibo

•   ripartizione delle calorie rimaste sul vostro menù giornaliero

Moltissime teorie più o meno recenti non sono però d'accordo con questo semplice modo di procedere. "Non tutte le calorie sono uguali!", è il mantra di queste diete. Le dissertazioni che le motivano sono le più svariate, ma hanno tutte in comune il tentativo di cercare di aggirare la dura legge del "mangiare meno, muoversi di più": ci sarebbero quindi combinazioni particolari di cibo che permettono un dimagrimento più veloce. Le offerte sono pressoché infinite e per tutti i gusti: diete senza carboidrati, senza carne, senza cereali, con solo vegetali, senza latticini, con percentuali ben determinate dei diversi nutrienti...

Alcune di queste diete sono palesemente bufale, o chiaramente regimi non salutari (la classica "dieta del minestrone" della cugina), ma altre provengono da fonti anche autorevoli, e vale la pena quindi di porle sotto indagine.

Nello specifico, se avete letto attentamente i capitoli precedenti, potreste essere tentati di valutare come scientificamente fondate tutte le diete che basano la scelta dei cibi sull'equilibrio ormonale del nostro corpo. È la corrente che va per la maggiore negli ultimi tempi, e in effetti il ragionamento non fa una grinza.

Al di là delle diverse declinazioni e teorie, il succo, alla fine, è questo: sappiamo che l'insulina, tra le varie funzioni, ha quella di inibire l'uso del nostro tessuto adiposo per la produzione di energia, e di stimolare invece l'accumulo di grasso corporeo. Sappiamo inoltre che le diete ricche di carboidrati stimolano la produzione di insulina, perciò la logica sembra non fare una piega:

"a parità di calorie, una dieta ricca di carboidrati mi fa produrre più insulina, quindi accumulare più grasso e bruciarne meno."

"all'inverso, a parità di calorie, una dieta povera di carboidrati mi fa produrre meno insulina, quindi accumulare meno grasso e bruciarne di più".

Da qui il famoso motto che "non tutte le calorie sono uguali": se le affermazioni sopra sono vere, mangiare mille calorie di bresaola non è la stessa cosa che mangiarne altrettante di pane. Ciò che accomuna questo filone di nuove diete, infatti, è la famosa tendenza "low carb".

Si tratta, però, di un'estremizzazione inutile. Da una parte è vero che occorre tenere sotto controllo l'insulina, come abbiamo ampiamente mostrato, per guadagnare in salute e per evitare di entrare nel circolo vizioso della resistenza all'insulina che in effetti ci fa accumulare grasso più facilmente.

Se, però, si rimane in una finestra accettabile di indice glicemico e di corretto mix di cibi e nutrienti, è del tutto non necessario aver paura dei carboidrati ed evitarli come la peste: si può dimagrire anche assumendoli, e magari concedendosi un piccolo sfizio ogni tanto, se il bilancio delle calorie è negativo, come vuole la regola d'oro della nostra Lulu.

Volete qualche prova?

La dieta delle schifezze

Lo scrittore Jeff Wilser ha provato su se stesso una dieta ben strana: nient'altro che cibo spazzatura per un mese: biscotti, caramelle, cioccolato, snack salati... tutto quello che una persona a dieta tiene ben lontano. Niente frutta, niente verdura, niente cibi sani. Con un'importante limitazione però: contare tutte le calorie e non eccedere una quantità prefissata.

Alla fine del mese, Jeff aveva perso quasi cinque chili. Tanto da farsi dire dal suo medico che "non si dovrebbe perdere così tanto peso in così poco tempo". Anche tutti i suoi valori del sangue non avevano particolari problemi[98].

Prima che decidiate tutti di convertirvi ad una dieta a base di patatine fritte e caramelle gommose, è necessario fare due importanti precisazioni. In primo luogo, il mix di nutrienti è, nel lungo termine, importante per la salute. Se si prolunga nel tempo una dieta di questo genere, si rischiano problemi gravissimi, che potete facilmente immaginare se avete letto attentamente i capitoli precedenti: una vera e propria auto-distruzione del proprio corpo.

---

[98] The Good News About What's Bad for You (and Vice Versa) *by Jeff Wilser*, Affirm Press, January 2016

L'esperimento ci fa comprendere che è comunque il bilancio tra calorie ingerite e consumate a fare perdere, o guadagnare peso. Il mix di cibi è importantissimo, ma riguarda più la nostra salute. Perciò mangiare cibi salutari rimane fondamentale, a meno che non vogliate essere i più magri del cimitero. Però le crociate contro i carboidrati non hanno senso, e concederci un fragrante panino, o un piatto di pasta non comprometterà il nostro regime alimentare. Così come, una volta ogni tanto, concederci qualche piccolo sfizio… alla fine il cibo dev'essere un piacere, no?

Una seconda considerazione da fare: Jeff era evidentemente in relativa buona salute quando aveva cominciato questa dieta stramba, e in particolare il suo ciclo dell'insulina era normale, e ha quindi potuto assorbire bene il temporaneo mega-surplus di zuccheri nel sangue. L'altro lato oscuro di questo tipo di alimentazione, è infatti, come sapete, il rischio di resistenza all'insulina…e allora sì che l'accumulo di grasso diventa più facile (e questo come minore dei problemi…).

Se il vostro metabolismo è già compromesso da un eccesso di zuccheri, carboidrati raffinati e altri cibi iper-insulinizzanti, probabilmente la dieta di Jeff non vi farebbe dimagrire. In questo caso, al contrario, sarebbe consigliabile "resettare" il ciclo dell'insulina con almeno un mese di alimentazione a basso carico glicemico (se volete provare, è sufficiente scegliere gli alimenti con carico basso nella lista, sempre con un occhio al corretto mix tra cibi).

Fatte queste dovute precisazioni, il messaggio che ne deriva è quindi di assoluta flessibilità, e anche la costruzione di una dieta diventa più semplice, meno ansiogena e libera da mode e tendenze passeggere e contraddittorie. Il percorso logico da seguire, a questo punto, è quindi:

- determinare il fabbisogno calorico personale, al netto di eventuale attività fisica

- ridurlo della quantità necessaria a una perdita graduale di peso

- "spalmare" le calorie risultanti su una varietà di cibi che rispetti le ripartizioni del modello di Harvard. Nel fare questo, cercare di puntare sulla varietà, in modo che la maggior parte della dieta sia composta da alimenti naturali (vedi quello che avevamo detto in "facciamo un primo punto della situazione")

- Se lo si desidera, "correggere" poi qualcuno dei pasti inserendo ciò che più piace, qualsiasi cosa sia… l'importante è che anche in questi pasti sia rispettato il conteggio delle calorie. Inoltre, aggiungere senza problemi un pasto "libero" a settimana

Ecco qui il procedimento per costruire una dieta sana, scientificamente provata, funzionante, e abbastanza flessibile da permetterci di goderci la vita. Nel seguito del libro vi guideremo passo passo a costruirla, tenendo presente che può essere personalizzata in base alle proprie esigenze, non solo quindi quelle di chi vuole perdere peso, ma anche di chi ha solo bisogno di mantenerlo o, con buona pace di Lulu, deve aumentarlo.

Prima di cominciare questo processo, però, come abbiamo fatto fino a questo momento, desideriamo dare un solido fondamento scientifico alle osservazioni fatte. In particolare, vogliamo confutare gli studi che testimoniano gli effetti dimagranti delle diete "low carb" che sembrerebbero contraddire la semplice matematica delle calorie.

Come spiega in modo molto efficace Michael Matthews nel suo libro "Bigger, leaner, stronger", molto semplicemente, le diete basse in carboidrati che vengono proposte in questi studi sono solitamente molto ricche di proteine. Le proteine, come sappiamo, sono una componente fondamentale della nostra massa muscolare, e infatti uno dei rischi principali di un regime alimentare restrittivo sbilanciato è quello di perdere massa magra anziché tessuto adiposo. Se d'altra parte, l'apporto di proteine durante una dieta è più alto rispetto al normale, la massa muscolare viene preservata, e questa a sua volta aiuta la perdita di peso in vari modi. Di base, infatti, le cellule dei muscoli hanno bisogno di più energia rispetto a quelle del tessuto adiposo per funzionare[99].

D'altra parte, le diete con più carboidrati con le quali si effettua la comparazione sono anche povere di proteine. Quello che succede è quindi:

---

[99] Bigger Leaner Stronger: The Simple Science of Building the Ultimate Male Body, Michael Matthews, Oculus Publishers, 2012

molti carboidrati e poche proteine -> perdita di massa muscolare -> rallentamento del metabolismo -> dimagrimento molto meno efficace

pochi carboidrati e molte proteine -> mantenimento o accrescimento della massa muscolare -> accelerazione del metabolismo -> dimagrimento più efficace

Per testare questa teoria, servirebbe quindi la comparazione tra due diete high carb/low carb con la stessa quantità di proteine, e di calorie.

Michael Matthews riporta diversi studi con queste caratteristiche, e il risultato conferma l'assunzione: se si previene la perdita di massa magra, le diete low carb sono, a parità di calorie, altrettanto efficaci di quelle high carb[100].

L'importante è quindi, fatte le dovute precisazioni di cui sopra, il bilancio tra energia inserita ed energia consumata. La buona vecchia Lulu, nonostante tutto, vince ancora.

Vivere d'aria

Parlando di teorie strambe sul cibo, ecco qualcosa che le batte tutte. Conoscete il respirianesimo? È una teoria (lo giuriamo, esiste davvero) secondo la quale è possibile sopravvivere senza mangiare, traendo il proprio nutrimento dal respiro, assorbendo l'energia dell'universo (o del sole, pare). Sembra impossibile, ma esistono persone che sostengono questa teoria. Nel 1999 la respiraniana australiana Ellen Greve, che sosteneva di non mangiare né bere nulla da più di cinque anni, acconsentì a partecipare ad una sorta di esperimento televisivo: fu ripresa per una settimana, in continuazione, per mostrare che stava sopravvivendo senza introdurre né liquidi né solidi nel suo corpo. Già al secondo giorno manifestò preoccupanti sintomi di disidratazione. Ellen sostenne che l'inquinamento dell'aria stava interferendo con la purezza dell'energia respirata,

---

[100] © 2006 American Society for Clinical Nutrition, Ketogenic low-carbohydrate diets have no metabolic advantage over nonketogenic low-carbohydrate diets, Carol S Johnston, , Sherrie L Tjonn, , Pamela D Swan, Andrea White,Heather Hutchins, and Barry Sears

e venne trasferita in montagna. Anche qui, però i problemi di disidratazione continuarono, e furono accompagnati presto da perdita di peso e addirittura problemi a parlare. Il programma fu interrotto su consiglio dei medici[101].

Con buona pace dei respiraniani, è dunque assodato che, ci piaccia o meno, dobbiamo assumere calorie nel corso della giornata. Il tema è quindi determinare quante; questo è anche, come abbiamo visto, il primo passo per confezionare una dieta fatta su misura e in modo scientifico.

Le calorie di cui abbiamo bisogno durante la giornata sono date dalla somma del fabbisogno basale e di quello cinetico. Il fabbisogno basale non è altro che la quantità di calorie che ci è necessaria per il normale funzionamento del nostro corpo a riposo: per far battere il cuore, per farci respirare, per far funzionare tutti gli organi e le cellule. È il "minimo sindacale" per restare in vita. Ad esso va aggiunto il fabbisogno cinetico, cioè l'energia necessaria per ogni tipo di attività fisica (non solo lo sport, ma anche qualsiasi movimento che facciamo: alzarsi, camminare, ecc.).

Per calcolare il fabbisogno basale utilizzeremo la formula di Harris-Benedict[102], concepita per la prima volta ad inizio secolo, così come è stata rivisitata in uno studio del 1990[103]. La formula stima quante calorie servono a riposo ad una persona in base a età, altezza e peso. È la più usata in campo tecnico.

Fabbisogno basale per gli uomini = (10 × peso in kg) + (6,25 × altezza in cm) - (5 × età in anni) + 5

---

[101] http://news.bbc.co.uk/2/hi/uk_news/scotland/453661.stm

[102] Harris JA, Benedict FG (1918). "A Biometric Study of Human Basal Metabolism". *Proceedings of the National Academy of Sciences of the United States of America*. 4 (12): 370–3. doi:10.1073/pnas.4.12.370. PMC 1091498. PMID 16576330.

[103] Mifflin MD, St Jeor ST, Hill LA, Scott BJ, Daugherty SA, Koh YO (1990). "A new predictive equation for resting energy expenditure in healthy individuals". *The American Journal of Clinical Nutrition*. 51 (2): 241–7. PMID 2305711

Fabbisogno basale per le donne = (10 × peso in kg) + (6,25 × altezza in cm) - (5 × età in anni) - 161

Al fabbisogno basale va poi aggiunto quello cinetico. Quest'ultimo viene stimato moltiplicando quello basale per un indice che dipende dal livello dell'attività quotidiana media:

Nessuna attività fisica, vita sedentaria = 1,2

Leggera attività fisica = 1,375

Moderata attività fisica = 1,55

Pesante attività fisica = 1,725

Attività fisica molto pesante = 1,9

Per darvi un'idea più precisa di questi indici:

Una persona che pratica uno sport amatoriale, o si allena in palestra, meno di tre volte a settimana e cammina sempre almeno un po' durante il giorno è nella categoria "leggera"

Una persona che pratica uno sport amatoriale, o si allena in palestra almeno tre volte a settimana, cammina sempre almeno un po' durante il giorno e ha un lavoro sedentario è nella categoria "moderata"

Non molte persone possono considerarsi nella categoria "pesante". Ad esempio, è il caso di chi si allena almeno tre volte a settimana e ha in aggiunta un lavoro che comporta attività fisica

Ancora meno persone possono annoverarsi tra chi fa attività "molto pesanti": sportivi professionisti che si allenano tutti i giorni, o persone che hanno lavori di fatica.

Questo perché è abbastanza facile sovrastimare le proprie attività e quindi il proprio fabbisogno di calorie. Se siete indecisi tra due indici, il consiglio è quello di scegliere comunque il più basso.

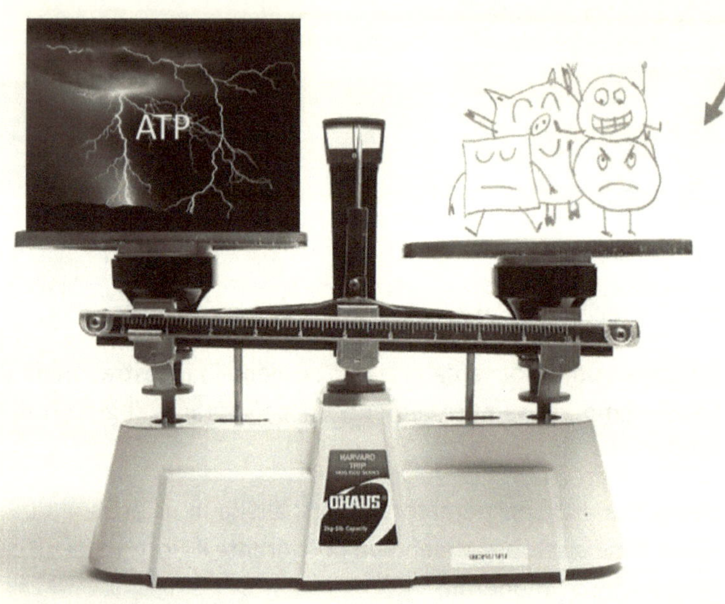

Facciamo un paio di esempi di calcolo:

Giovanni è un uomo di 39 anni, alto 182 cm e pesa 87 chili. Gioca a calcetto una volta a settimana, e per il resto svolge un lavoro di scrivania.

Fabbisogno basale = (10 × 87) + (6.25 × 182) - (5 × 39) + 5 = 1.818 calorie

Per avere il fabbisogno giornaliero dobbiamo moltiplicare per l'indice che tiene in considerazione il fabbisogno cinetico. In questo caso il livello di attività è sedentario, quindi il fabbisogno giornaliero è uguale a 1.818 X 1,2 = 2.182 calorie.

Antonella è una donna di 25 anni, alta 168 cm e pesa 60 chili. Si allena in palestra tre volte a settimana, e inoltre ha uno stile di vita molto attivo: è sempre in movimento durante il giorno, ha un lavoro dinamico, cammina tanto...

Fabbisogno basale = $(10 \times 60) + (6{,}25 \times 168) - (5 \times 25) - 161 = 1.364$

Per avere il fabbisogno giornaliero dobbiamo moltiplicare per l'indice che tiene in considerazione il fabbisogno cinetico. In questo caso il livello di attività è moderata, quindi il fabbisogno giornaliero è uguale a $1.364 \times 1{,}55 = 2.114$ calorie.

Il passo successivo per la preparazione di una dieta per dimagrire è, a questo punto, sottrarre dal totale delle calorie così ottenuto la parte che, ogni giorno, non deve venire dal cibo, ma dal grasso che già abbiamo dentro. La domanda a questo punto è semplice: quanto dev'essere questa parte?

La risposta migliore deve necessariamente dipendere da una percentuale del vostro fabbisogno giornaliero, e non da un numero fisso, Il motivo è semplice: in questo modo le persone che hanno un fabbisogno di energia maggiore (tenuto conto dei fattori considerati sopra, quindi caratteristiche fisiche e attività giornaliere) avranno la possibilità di mangiare, in proporzione di più. Le persone con un fabbisogno minore avranno, d'altra parte, un deficit calorico più appropriato alla loro costituzione e/o al loro stile di vita.

Fissiamo tre percentuali di riduzione del fabbisogno giornaliero:

Bassa: -15%

Media: -20%

Alta: -25%

Quale delle tre è migliore? La risposta è molto individuale: è come chiedere a una persona se preferisce entrare nell'acqua fredda di una piscina gradualmente o di botto, con un tuffo. Ma scegliere la percentuale che va bene per voi vi dà molte più possibilità di avere successo. Ecco alcuni punti da tenere in considerazione per la decisione:

- Velocità di perdita del peso: è chiaro che più la percentuale è alta, più rapidamente si perde peso. Inoltre, le percentuali alte lo fanno perdere, in proporzione, più delle basse[104]. Se preferite fare sacrifici maggiori per un tempo minore e pensate che la vostra forza di volontà funzioni meglio in questo modo, andate con una percentuale alta

• Gestione del quotidiano: d'altra parte, più la percentuale è bassa, più la dieta quotidiana è gestibile. Per alcune persone è più motivante perdere peso velocemente[105], per altre avere un regime che non li faccia sentire più di tanto affamati. Se siete una via di mezzo, potete optare per la percentuale media

• Attività fisica: se il vostro fabbisogno giornaliero è calcolato tenendo conto di attività fisiche di una certa importanza (per sport o lavoro), probabilmente dovreste scegliere una percentuale bassa, in modo da comprometterle il meno possibile[106].

• Impatto sul fisico e sul metabolismo: se vi sentite in generale poco in forma, è meglio partire con deficit bassi. Ricordatevi sempre e comunque di consultare uno specialista prima di intraprendere qualsiasi regime dietetico.

Con riferimento agli esempi che abbiamo fatto, supponiamo che Giovanni opti per un deficit medio e Antonella per uno basso.

Il loro fabbisogno calorico corretto per la dieta sarebbe quindi:

Per Giovanni, 2.182 x (1-20%) = 1.745

Per Antonella, 2.114 x (1-15%) = 1.796

Tutto questo è concepito nel caso di una dieta finalizzata alla perdita del peso. Va da sé che lo stesso ragionamento può essere fatto nel caso sia invece necessario

---

[104] Saris WH. Very-low-calorie diets and sustained weight loss. *Obes Res.* 2001;9 Suppl 4:295S–301S. doi:10.1038/oby.2001.134.

[105] Astrup A, Rossner S. Lessons from obesity management programmes: greater initial weight loss improves long-term maintenance. *Obes Rev.* 2000;1(1):17–19. Available at: http://www.ysonut.fr/pdf/Ysodoc/C0702.pdf.

[106] Rodriguez NR, Di Marco NM, Langley S. American College of Sports Medicine position stand. Nutrition and athletic performance. *Med Sci Sports Exerc.* 2009;41(3):709–731.

assumere peso (aggiungendo invece che togliendo le diverse percentuali), e che invece il fabbisogno calorico va lasciato invariato se si vuole semplicemente conservare il proprio peso mangiando il più sano possibile.

Una dieta su misura

Ed eccoci arrivati all'ultima fase del processo: "spalmare" le calorie quotidiane sui cibi da assumere durante la giornata. Come guida per il contenuto in calorie dei principali alimenti, potete far riferimento all' Appendice E (attenzione: i valori si riferiscono a 100 grammi di ogni alimento). La tabella non pretende ovviamente di essere esaustiva: per i cibi che non vi compaiono, una ricerca su internet vi potrà aiutare; per i cibi confezionati, inoltre, potete far riferimento alla tabella dei valori nutrizionali.

Utilizzando questi valori, potete stilare da soli la vostra dieta che "punti" alle calorie che dovete raggiungere ogni giorno, rendendola così adatta ai vostri gusti al vostro stile di vita, e magari pianificando già diverse alternative per i diversi giorni della settimana.

Rimane da capire, però, come ripartire le calorie nel corso della giornata, e tra le varie categorie di cibo. Non vogliamo che tutto il fabbisogno giornaliero derivi da cioccolata mangiata la sera, no?

Questa fase potrebbe essere gestita in modo estremamente complicato, con percentuali consigliate di ripartizione delle calorie tra i vari pasti, e di ripartizione tra i vari macronutrienti… però crediamo che più le cose sono difficili, meno è probabile che vengano eseguite. Meglio quindi avere poche sane e semplici regole generali ma flessibili in testa. Ad esempio:

Per quanto riguarda la ripartizione tra i vari pasti, scegliete semplicemente quello che più si adatta alle vostre esigenze e il vostro stile di vita. Non è vero che la colazione debba essere necessariamente abbondante[107] : è un altro dei miti alimentari impostoci dalle lobby. Certo, mangiare la mattina aiuta a non sentirsi affamati durante il giorno, ma se vi sentite bene con una colazione leggera non preoccupatevi. L'importante è il totale delle calorie della giornata, decidete voi se ripartirle in tanti spuntini o in tre pasti principali. Basatevi su ciò che fa star meglio a livello digestivo e di livelli di energia, e sulle vostre necessità giornaliere a livello di tempi e impegni. Più la vostra dieta sarà impostata in base al vostro benessere e alle vostre esigenze reali, più sarà piacevole e facile da seguire!

Tema ripartizione tra i vari tipi di cibi e macronutrienti: crediamo che il modo più semplice ed efficace sia quello di tenere in considerazione il piatto di Harvard di cui abbiamo parlato sopra. Questo, come abbiamo detto, per evitare di impazzire con ossessive quanto inutili ripartizioni che trasformano la dieta in una gabbia. Semplicemente, quando stilate la vostra dieta immaginate che tutto quello che mangiate nella giornata finisca in un grande piatto, e fate il possibile per rispettare la ripartizione di cui abbiamo parlato.

Andatevi a rileggere il capitolo "facciamo un primo punto della situazione" per una guida sui cibi più vicini al loro stato naturale (così facendo sarete anche automaticamente più tranquilli sul discorso del carico glicemico). Accertatevi che la grande maggioranza di quello che mangiate venga da questo tipo di alimenti, ogni volta che è possibile. Le considerazioni viste sopra dovrebbero permettervi, d'altra parte, di avere sufficiente flessibilità per gestire pasti speciali di ogni tipo (all'aeroporto, al ristorante, ad una festa...)

Variate cibi il più possibile! Divertitevi ad esplorare nuovi cibi freschi: frutta, verdura o cereali diversi da quelle che mangiate abitualmente, nuove ricette di carne o pesce... questo per far sì che la dieta non diventi una tristezza monotona a base di petti di pollo e insalata ogni giorno che Dio manda in terra, ma anche per garantire l'intero spettro di nutrienti del quale il vostro organismo ha bisogno...

---

[107] Critical Reviews in Food Science and Nutrition , Volume 50, 2010 - Issue 2, Systematic Review Demonstrating that Breakfast Consumption Influences Body Weight Outcomes in Children and Adolescents in Europe, Hania Szajewska & Marek Ruszczyński

rileggendo i primi capitoli dovreste farvi un'idea abbastanza precisa in merito all'importanza di questo aspetto

Argomento "sgarri" e pasti liberi": il cibo è prima di tutto piacere. Esistono cibi che sono vere e proprie schifezze nutrizionali, ma cerchiamo di non diventare talebani della nutrizione. Se lo desiderate, non morirete se ogni tanto sgarrate. Un buon compromesso per evitare di mandare all'aria la dieta senza avere la sensazione di vivere nella privazione potrebbe essere il seguente: avere ogni settimana un "giorno della ribellione ad Harvard" e un "pasto della ribellione totale". Nel "giorno della ribellione ad Harvard", raggiungete le vostre calorie quotidiane senza tener conto della regola di ripartizione del cibo... mangiate quello che volete e quando volete, basta non eccedere le calorie consigliate. Nel "pasto della ribellione totale" (da fare in aggiunta, in un altro giorno), concedetevi quello che desiderate, senza regole. Ovviamente, con un po' di buon senso: non dovete mangiare per forza o finché state male o in modo compulsivo, solo concedervi qualcosa di cui avete voglia senza pensieri. Questa è solo un'idea, che potrebbe essere un buon compromesso. Può anche darsi, e lo auspichiamo, che il vostro corpo, depurato dai cibi industriali e raffinati, non senta più il bisogno di tali "sgarri" ....

Ecco, a puro titolo esemplificativo, un possibile giorno della dieta di Giovanni.

Colazione:

200 grammi di yogurt naturale: 92 calorie

30 grammi di pane integrale: 60 calorie

15 grammi di noci: 100 calorie

Spuntino:

200 grammi di mela: 108 calorie

Pranzo:

100 grammi di riso integrale: 116 calorie

10 grammi di parmigiano: 39 calorie

220 grammi di braciola di vitello: 246 calorie

200 grammi di spinaci freschi: 30 calorie

25 grammi di pane integrale: 50 calorie

25 grammi di olio extravergine d'oliva: 225 calorie

100 grammi di ananas: 57 calorie

Merenda:

200 grammi di fragole: 66 calorie

Cena:

150 grammi di uova: 239 calorie

200 grammi di pomodori: 34 calorie

155 grammi di fagiolini: 54 calorie

25 grammi di pane integrale: 50 calorie

20 grammi di olio extravergine d'oliva: 180 calorie

Totale giornaliero: 1746 calorie.

QUARTA PARTE

ciò che non digeriamo

13. Ciò che non digeriamo: acqua, fibre e vita nell'intestino

"Se mi batto con lo sterco è certo che vincitore o vinto finirò sempre imbrattato".

Giacomo Casanova

La salamoia degli astronauti

Come si può facilmente immaginare, fornire la Stazione Spaziale Internazionale di acqua dalla Terra non è né facile né economico (la stima è di 5.000 Euro di costi per ogni litro...). Per questo motivo, a bordo tutto è programmato per non sprecare nemmeno una goccia d'acqua, e soprattutto per recuperare e riciclare tutto il possibile. Il sistema più vecchio presente sull'astronave è stato sviluppato dai russi: purifica e filtra il vapore acqueo del respiro e del sudore, oltre all'acqua usata per lavarsi: il tutto viene nuovamente trasformato in liquido da bere. Il nuovo sistema americano si spinge oltre: ricicla l'urina (degli umani e anche dei topi cavia!) trasformandola nuovamente in acqua potabile. Il comandante Chris Hadfield ha affermato che oltre il 90% dell'acqua utilizzata proviene da questi processi... e che è più pura di quella che compriamo al supermercato.

L'astronauta italiana Samanta Cristoforetti racconta, nel suo diario di bordo[108], come (per usare il gergo degli astronauti) "trasformare il caffè di ieri nel caffè di domani". L'urina viene separata in due prodotti: uno è la base per la nuova acqua potabile; l'altro (che gli astronauti chiamano in gergo "salamoia") contiene tutti gli scarti dell'organismo e viene rilasciato nello spazio.

---

[108] http://avamposto42.esa.int/blog/diario-di-bordo/single/l15-trasformare-il-caffe-di-oggi-nel-caffe-di-domani/

L'astronauta specifica che capisce come tutto ciò possa all'inizio sembrare fastidioso o perfino disgustoso. In realtà, continua, se pensiamo al pianeta Terra come ad una gigantesca astronave che fluttua nello spazio, dobbiamo ammettere che al suo interno il processo è esattamente lo stesso: le molecole d'acqua vengono continuamente riciclate, e la pipì del nostro cane di oggi potrà essere nella costosissima bottiglia di acqua minerale francese di domani.

L'acqua è essenziale per la vita, e senza essa gli esseri umani possono sopravvivere solo pochi giorni. Il nostro corpo è formato da acqua per una percentuale del peso che va dal 75% (neonati) al 55% (anziani).

Ogni giorno perdiamo parte di questa quantità d'acqua attraverso urina, traspirazione e altri fluidi corporei, ed è quindi necessario rimpiazzarla. Parte di questa quantità (circa il 20%) è assunta tramite l'acqua contenuta dei cibi; il resto deve necessariamente essere assunto bevendo acqua o altri liquidi.

Quanta? L' Institute of Medicine[109] consiglia circa tre litre di bevande totali per un uomo adulto e circa 2,2 per una donna. È importante sforzarsi di assumere questa quantità d'acqua durante la giornata, e non solo quando si ha sete (la sete è una specie di "campanello d'allarme finale" dell'organismo). Oltre all'acqua, possono ad esempio essere assunte spremute, tisane, tè, ecc. Queste quantità si riferiscono naturalmente a situazioni "normali": incrementando invece ad esempio l'attività fisica, o la temperatura esterna, il fabbisogno aumenta.

Molte molecole che abbiamo incontrato in questo libro vanno incontro a varie trasformazioni all'interno del nostro corpo: vengono smontate, riassemblate e trasformate, e da questi processi si origina l'energia che ci tiene in vita e le stesse sostanze che ci compongono. L'acqua, invece, rimane immutata. Il nostro organismo non "spezza" mai la molecola dell'acqua, non la lega a nient'altro: semplicemente la fa transitare. Perché, allora, questa sostanza è così indispensabile alla vita da costringere i viaggiatori dello spazio a ricavarla dalla loro stessa pipì?

---

[109] Dietary reference intakes for water, potassium, sodium, chloride and sulfate. Institute of Medicine. http://www.nal.usda.gov/fnic/DRI//DRI_Water/73-185.pdf. Accessed Aug. 12, 2014.

- L'acqua è fondamentale per il controllo della temperatura del corpo. Di base, quando sudiamo, espelliamo acqua calda e in questo modo abbassiamo la temperatura del nostro organismo entro limiti accettabili. Ogni giorno perdiamo con il sudore e la traspirazione una quantità di liquidi che va da 0,3 litri fino ad addirittura due in caso di attività intensa sotto al sole[110].

- L'acqua è la componente principale del sangue e del plasma, i due liquidi che trasportano in giro per il corpo i globuli rossi che ci riforniscono di ossigeno, le sostanze nutritive, gli ormoni… Il rapporto tra la parte corpuscolata (tutto ciò che non è acqua) e l'acqua nel sangue si chiama ematocrito. Se la parte liquida diminuisce troppo rispetto al totale l'ematocrito aumenta e il sangue, divenuto più denso, fatica ad assolvere il proprio compito, con conseguenze gravissime che possono portare anche a stati di shock.

- L'acqua è inoltre la componente fondamentale dell'urina, che permette di purificare il nostro corpo dalle sostanze nocive che altrimenti si accumulerebbero nei tessuti.

Per questi motivi, la disidratazione ha conseguenze gravissime sull'organismo: si va da debolezza e vertigini a (con la diminuzione della quantità d'acqua nei tessuti) sonnolenza, palpitazioni, deficit cognitivi. ipotensione, ansia. Quando il volume del sangue in circolo diminuisce a meno di tre litri e mezzo sopravviene infine la perdita di coscienza e la morte[111].

Non sempre è sufficiente bere quando si ha sete, perché lo stimolo può sopravvenire troppo tardi. Molto meglio tenere con sé una bottiglietta d'acqua, e mantenersi idratati nel corso della giornata.

---

[110] Sawka MN, Latzka WA, Matott RP, Montain SJ. Hydration effects on temperature regulation. Int J Sports Med. 1998;19 (Suppl 2):S108–110 and Sawka MN, Cheuvront SN, Carter R., 3rd Human water needs. Nutr Rev. 2005;63:S30–39.

[111] Mange K; Matsuura D; Cizman B; et al. (1997). "Language guiding therapy: the case of dehydration versus volume depletion". *Ann. Intern. Med.* 127 (9): 848–53. PMID 9382413. doi:10.7326/0003-4819-127-9-199711010-00020.

Burkitt, la fibra, e la posizione segreta

Durante la Seconda Guerra Mondiale, il medico irlandese Denis Burkitt, mentre stava prestando servizio presso i Royal Army Medical Corps in Kenya e Somalia, ebbe modo di notare come l'incidenza del cancro al colon fosse enormemente più bassa tra i locali rispetto agli Europei. Burkitt sfornò due teorie per spiegare questa differenza.

La prima di queste è sopravvissuta fino ai nostri giorni, e ha illuminato una componente del cibo fino ad allora ritenuta solo uno scarto: la fibra alimentare[112]. La seconda era decisamente un po' più bislacca, e la vedremo alla fine del paragrafo...

Sono classificati come fibra alimentare diversi composti di origine vegetale che il nostro intestino non è in grado di assorbire. Sono quindi sostanze che non entrano mai in circolo nel sangue e non possono essere utilizzate né per produrre energia, né per accrescere le cellule, né per alcun processo chimico. Non lasciano mai l'intestino, e se ne vanno con le feci. L'equivalente organico di atterrare in una città e non uscire mai dall'aeroporto. Da dove viene, allora, la loro importanza?

Le fibre aiutano a contrastare l'aumento di peso e l'obesità. Molti studi[113] lo hanno analizzato e confermato, e le ragioni sono molteplici: la fibra produce sensazione di sazietà e porta ad evitare di mangiare in modo compulsivo; limita l'assunzione di grassi e zuccheri cambiando la composizione di ciò che transita nell'intestino; sembra inoltre che abbia un impatto sui meccanismi ormonali che stanno alla base delle meccaniche di aumento del peso, che abbiamo già esaminato

---

[112] Cancer. 1971 Jul;28(1):3-13., Epidemiology of cancer of the colon and rectum., Burkitt DP.

[113] Nutrition. 2005 Mar;21(3):411-8., Dietary fiber and body weight., Slavin JL

una dieta ad alto contenuto di fibre abbassa l'indice glicemico, come già abbiamo visto, e quindi protegge dal diabete di tipo due[114] e dalle malattie cardiovascolari[115].

Le fibre, come aveva giustamente notato il nostro amico Burkitt, riducono il rischio di cancro al colon, probabilmente grazie al fatto che il loro effetto lassativo diminuisce il tempo medio di permanenza di varie scorie nell'intestino. Inoltre, le fibre inducono alcuni batteri a produrre una sostanza (l'acido burritico) che può proteggere da questo male[116].

Studi più recenti mostrerebbero correlazione tra l'assunzione di fibra e la diminuzione di altri tipi di tumore: al seno, alla prostata e all'apparato digerente. Molti meccanismi sono ancora da chiarire; ad esempio, la riduzione del rischio di cancro al seno sembrerebbe essere legata alla loro capacità di "pulire" il corpo da alcuni ormoni (estrogeni) in eccesso[117].

Le fibre, come ben sapranno i lettori più stitici, hanno un effetto lassativo. Esso è dovuto alla loro capacità di assorbire l'acqua: gonfiandosi nell'intestino, forniscono un volume di materiale che provoca uno stimolo meccanico il cui effetto è ben noto... Questo a patto (è bene ricordarselo) che si beva molto.

---

[114] Diabetologia. 2015; 58(7): 1394–1408., Published online 2015 May 29. doi: 10.1007/s00125-015-3585-9, PMCID: PMC4472947, Dietary fibre and incidence of type 2 diabetes in eight European countries: the EPIC-InterAct Study and a meta-analysis of prospective studies, The InterAct Consortium

[115] Dietary fibre intake and risk of cardiovascular disease: systematic review and meta-analysis, *BMJ 2013; 347* doi: https://doi.org/10.1136/bmj.f6879 (Published 19 December 2013)Cite this as: BMJ 2013;347:f6879, *Diane E Threapleton, doctoral student, , Darren C Greenwood, senior lecturer in biostatistics, , Charlotte E L Evans, lecturer in nutritional epidemiology, , Christine L Cleghorn, research fellow, , Camilla Nykjaer, research assistant,, Charlotte Woodhead, research assistant, , Janet E Cade, professor of nutritional epidemiology group, , Christopher P Gale, associate professor of cardiovascular health sciences, Victoria J Burley, senior lecturer in nutritional epidemiology*1

[116] Fuchs CS, Giovannucci EL, Colditz GA, et al. Dietary fiber and the risk of colorectal cancer and adenoma in women. *N Engl J Med*. 1999;340:169-176.

[117] Bagga D, Ashley JM, Geffrey SP, et al. Effects of a very low fat, high fiber diet on serum hormones and menstrual function. Implications for breast cancer prevention. *Cancer*. 1999;76:2491-2496.

Alcuni tipi di fibre, come vedremo meglio nel prossimo paragrafo, sono il "cibo" di batteri residenti nell'intestino che hanno proprietà estremamente benefiche per noi.

I cibi ricchi di fibre sono la frutta, la verdura e i cereali integrali. È importante che la dieta giornaliera garantisca una quantità sufficiente di questi elementi. Lo schema alimentare che abbiamo descritto, ricco di questi cibi, è perfetto per questo. Ancora una volta, tutto ciò che è raffinato e industriale è agli antipodi di ciò che una corretta alimentazione dovrebbe essere.

Prima di passare oltre: qualcuno si sta chiedendo qual era la seconda teoria di Burkitt? A quanto pare il nostro amico medico aveva osservato i nativi veramente da vicino. Secondo Burkitt, la posizione con la quale molti africani al tempo defecavano (accovacciati, e non seduti), aveva forti legami con la ridotta incidenza del tumore. All'epoca la teoria fu insabbiata perché parlare di quel particolare argomento era fortemente contro la sensibilità comune, ma, come curiosità, possiamo evidenziare che alcune ricerche recenti sembrano rivalutare il rapporto tra la posizione in cui si defeca e la salute dell'intestino. Fare i propri bisogni in posizione accucciata, in particolare, sembrerebbe svuotare e pulire meglio il colon… se lo desiderate, potete quindi rivalutare le fosse in giardino che utilizzavano i nostri bisnonni…

L'incredibile esperimento dei topi timidi

Nel 2011, il team di lavoro del ricercatore canadese Stephen Collins ha effettuato un esperimento piuttosto strano, e che potrebbe sembrare provenire da un racconto di fantascienza. Ha preso topi da laboratorio di due ceppi diversi con caratteristiche comportamentali ben conosciute: uno più timido e pauroso, l'altro più coraggioso e curioso. Ha poi somministrato ad entrambi un mix di antibiotici che ha cancellato la loro flora intestinale. Infine, a ogni ceppo ha inoculato i batteri che erano nell'intestino dell'altro.

I due ceppi di topi hanno invertito le loro caratteristiche comportamentali: quelli coraggiosi sono diventati timorosi, e viceversa. Come se a guidarli fossero proprio i batteri che ospitavano all'interno... [118]

Ciascuno di noi porta dentro al proprio intestino un vero e proprio mondo. Anche se è difficile da immaginare, ci sono più esseri viventi all'interno della pancia di ciascuno di noi che esseri umani nell'intero pianeta.

Quando si parla di flora intestinale, ci si riferisce infatti all'insieme dei batteri che popolano il nostro intestino: si parla di milioni di specie diverse di microorganismi che hanno con noi quello che si chiamo un rapporto di simbiosi. Nelle simbiosi, esseri viventi diversi vivono a stretto contatto, e ciascuno di essi dà all'altro un vantaggio.

Ciò che diamo noi ai batteri è chiaro: permettiamo loro di nutrirsi, al calduccio delle nostre viscere, con i resti della nostra digestione. Ma cosa danno loro a noi?

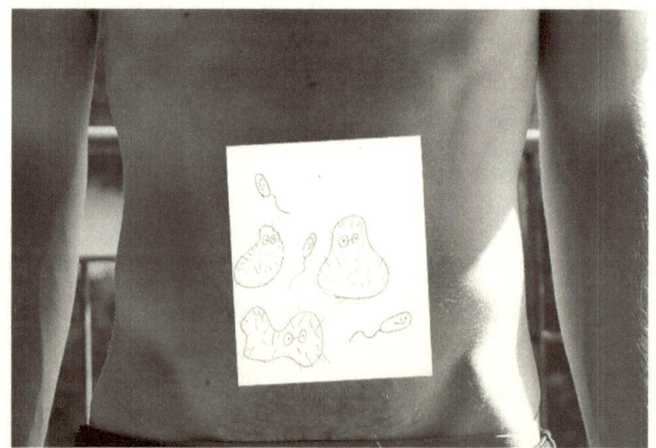

GLI STRANI OSPITI DEL NOSTRO INTESTINO SONO I GARANTI DELLA NOSTRA VITA E DELLA NOSTRA SALUTE...STRANO MA VERO !!!

[118] Gastroenterology. 2011 Aug;141(2):599-609, 609.e1-3. doi: 10.1053/j.gastro.2011.04.052. Epub 2011 Apr 30.
The intestinal microbiota affect central levels of brain-derived neurotropic factor and behavior in mice. Bercik P1, Denou E, Collins J, Jackson W, Lu J, Jury J, Deng Y, Blennerhassett P, Macri J, McCoy KD, Verdu EF, Collins SM.

In primo luogo, i batteri presenti nell'intestino compiono processi metabolici che il nostro organismo non è in grado di effettuare in autonomia. Ad esempio, permettono di sintetizzare alcune vitamine (acido folico, vitamina K, vitamine del gruppo B ed altre) e di fermentare i carboidrati che residuano dalla digestione formando una sostanza, l'acido burritico, che rappresenta la principale fonte energetica per le cellule intestinali e, come abbiamo visto, protegge la loro mucosa.

Inoltre, i batteri intestinali che vivono in simbiosi con noi sono in competizione naturale con i batteri dannosi: hanno infatti tutto l'interesse nel far sì che noi, come organismi ospitanti, rimaniamo in salute. Le colonie di microorganismi "amici", pertanto, sviluppano sostanze nocive per quelli "nemici", e, moltiplicandosi, tolgono loro possibilità di crescere. Immaginate di essere il sindaco di una città assediata da gang giovanili, e di essere alleati con alcune di esse, quelle che non recano danni. Le gang "amiche" sono il modo migliore di contrastare, sul territorio, quelle vandaliche.

Ma le ricerche più recenti vanno ben oltre[119] : in base a meccanismi ancora in corso di chiarimento, i batteri che ospitiamo nel nostro intestino potrebbero avere una forte relazioni con alcune reazioni chimiche che influenzano il benessere del nostro sistema nervoso, ed in particolare la risposta allo stress, l'ansia e la memoria. Queste nuove frontiere della ricerca possono spiegare lo strano esperimento sui ratti citato all'inizio di questo paragrafo. E se ancora non si sa quanto esso possa essere comparabile a quello che succede negli esseri umani, è certo che il rapporto tra noi e i nostri batteri è molto più importante di quanto si riteneva in passato, e sicuramente vitale.

Cosa possiamo fare per mantenere in buona salute i nostri ospiti?

---

[119] Ann Gastroenterol. 2015 Apr-Jun; 28(2): 203–209., PMCID: PMC4367209, The gut-brain axis: interactions between enteric microbiota, central and enteric nervous systems, Marilia Carabotti, Annunziata Scirocco,Maria Antonietta Maselli and Carola Severi

Per prima cosa, assicurarci che con l'alimentazione vengano ingerite spesso nuove colonie di batteri "buoni", che possano aiutare quelli esistenti e unirsi a loro.

La maggior parte dei cibi che ingeriamo è povera di batteri; quelli industriali sono addirittura sterili. I nostri antenati, forti di una cultura secolare, avevano imparato invece l'importanza di assumere periodicamente cibi fermentati, che contengono colture di batteri benefici. In diverse zone del mondo si incontrano ricette dove diversi ingredienti vengono portati a fermentazione, ad esempio:

•   Lo yogurt (meglio se fatto in casa, così i fermenti rimangono freschissimi!) o il suo parente kefir: una bevanda originaria del Caucaso, ricchissima di batteri e lieviti salutari. Oggi si trova sempre più nei supermercati

•   Il miso: una crema di colore bruno originaria dell'estremo oriente, e che si racconta sia uno dei segreti della forza dei Samurai. Deriva dalla fermentazione di cereali come soia e riso, e dà grandi benefici alla flora intestinale in tempi brevi

•   Dal nord Europa i crauti: cavoli fermentati che sviluppano culture di batteri benefici al loro interno. Oltre ai cavoli, possono essere fermentati moltissimi altri vegetali cipolle, olive, cetrioli, carote, peperoni, mele, rape....

 Aggiungere questi alimenti, di tanto in tanto, alla nostra dieta, è sicuramente molto benefico per la salute dell'intestino e dell'intero organismo. Uno studio pioneristico mostra i benefici dei cibi fermentati sulla salute sia fisica che psichica dell'organismo, come sapevano da millenni i nostri progenitori[120].

Inoltre, possiamo senza dubbio fare del bene alla nostra flora intestinale assumendo regolarmente sostanze delle quali essa si nutre. Parliamo ancora una volta di fibre indigeribili, indicate con il nome di prebiotici, che costituiscono la base del sostentamento dei batteri intestinali. I cibi più ricchi di prebiotici sono le noci, le radici, la buccia della frutta e i cereali integrali. Ancora una volta,

---

[120] J Physiol Anthropol. 2014; 33(1): 2.Published online 2014 Jan 15. doi: 10.1186/1880-6805-33-2, PMCID: PMC3904694, Fermented foods, microbiota, and mental health: ancient practice meets nutritional psychiatry, Eva M Selhub, Alan C Logan, and Alison C Bested

un'alimentazione varia e basata sugli alimenti così come si trovano in natura è la chiave per il benessere, da ogni punto di vista.

Conclusioni

"Portai alle labbra un cucchiaino di tè, in cui avevo inzuppato un pezzetto di madeleine. Ma nel momento stesso che quel sorso misto a briciole di biscotto toccò il mio palato, trasalii, attento a quanto avveniva in me di straordinario."

Marcel Proust

Il libro "Il pranzo di Babette" di Karen Blixen narra di una coppia di anziane sorelle puritane che abitano in un fiordo norvegese, le quali hanno dedicato la propria vita al prossimo, rinunciando l'una all'amore e l'altra alla carriera di cantante d'opera.

Un giorno si presenta a casa loro Babette, una fuggiasca francese in cerca di asilo inviata da un conoscente. Babette diviene la governante delle sorelle, e si guadagna la stima e l'ammirazione di tutto il villaggio.

Molti anni dopo Babette riceve una grande somma di denaro in eredità, che tutti credono userà per tornare in Francia a trascorrere una vita agiata. La governante organizza, per festeggiare, un pranzo per tutto il villaggio, facendo arrivare appositamente dalla Francia cibi pregiati ed esclusivi e cucinando un menù da ristorante di lusso (Babette era infatti una chef prima di fuggire): brodo di tartaruga, blinis Dermidoff (crespelle di origine russa), quaglie in sarcofago, savarin con frutta fresca, insieme a vini d'annata.

I norvegesi puritani, abituati ad una vita di privazioni e rinunce, sono letteralmente inebriati dal pranzo di Babette, tanto da vivere quasi un'esperienza mistica, al di fuori dei limiti imposti dalla propria visione della vita, e a ritrovare se stessi e anche le proprie relazioni con gli altri.

Per comprare gli ingredienti e farli arrivare in quel fiordo sperduto, Babette ha però speso tutti i soldi dell'eredità. Solo il vecchio generale, antico amore di una delle due sorelle, riesce a capire, incredulo, il reale valore del pranzo. Babette rinuncia a ricostruire la propria vita per ringraziare la comunità che l'ha accolta, e così facendo fa nascere, dal proprio sacrificio, un nuovo senso dell'esistenza per tutti.

Abbiamo voluto raccontare questa storia come conclusione del libro, perché ci piace che il cibo abbia qui un significato quasi magico e mistico: un dono che si fa ad altri e che permette anche di elevare lo spirito.

Siamo letteralmente fatti da quello che ingoiamo, e la scelta dei cibi è un atto di rispetto nei confronti del nostro corpo, un dono che facciamo a noi stessi importante e magico come quello che Babette fa alla sua comunità.

Siamo arrivati alla fine di questo viaggio. Speriamo di essere riusciti a illustrare concetti interessanti senza avervi annoiati a morte. Più di tutto, speriamo di aver trasmesso un messaggio molto chiaro: la nutrizione umana è una scienza, e come tale va trattata. Come avete avuto modo di vedere, tutto ciò che ingeriamo innesta reazioni chimiche molto specifiche, dalle quali dipendono il funzionamento del nostro corpo e il nostro benessere.

Seguire la dieta letta in un settimanale o consigliata da un amico non è quindi una decisione da prendere alla leggera; crediamo di avervi dato gli strumenti per creare in autonomia una dieta varia, equilibrata e sana, non dipendente dalle mode alimentari del momento o da ciò che l'industria vuole che crediate. Una dieta che (posto che si abbia un ok medico a riguardo), può semplicemente farvi stare bene, massimizzando i vostri livelli di energia e salute, o se serve aiutarvi a raggiungere i vostri obiettivi in termini di perdita (o aumento) di peso... facendovi forse risparmiare un bel po' di soldi di consulenza dietologica.

Speriamo infine di avervi trasmesso curiosità verso il mondo dell'alimentazione e dei suoi effetti, e che la ricca bibliografia di questo libro possa essere un punto di partenza per scoprire e conoscere.

Infine, ci auguriamo di aver sottolineato adeguatamente quanto il cibo reale, genuino, non trasformato, sia l'unico che debba essere preso in considerazione. Ricordate sempre: Madre Natura non è stupida, e una dieta ricca, sana ed equilibrata parte sempre da ciò che Lei ci fornisce, così com'è. State lontani da mode ed eccessi, riscoprite il sapore dei cibi che la vostra bisnonna avrebbe cucinato... in pochi mesi avrete il piacere di rinnovarvi ed essere più in forma, più belli e più felici.

Buona fortuna, e che possiate anche voi ricevere il dono di Babette!

Appendice A- Le vitamine: effetti, sintomi di carenza, cibi che ne sono ricchi

Vitamina A (retinolo): è essenziale per la crescita e per la salute di moltissimi organi del nostro corpo: le mucose, i polmoni, l'apparato digerente, la pelle, le ossa, i denti, la circolazione del sangue. Ha anche effetti regolatori sul sonno e sulla pressione arteriosa. La sua carenza provoca problemi agli occhi (fino alla riduzione dell'intensità visiva), ridotta resistenza alle infezioni, nervosismo, ansietà ed emicrania. La carenza di vitamina A è la prima causa di cecità infantile nei paesi più poveri.

Sono ricchi di questa vitamina: olio di fegato di merluzzo, fegato, tuorlo d'uovo, burro, carote crude, aglio, spinaci, cavoli, prezzemolo, olio di germe di grano, tarassaco, crescione, pomodoro, broccoli, patate, mango, cicoria, lattuga, zucca, albicocche, melone, pesca, arancia, anguria, in generale tutti i frutti di colore giallo o arancione). Attenzione: caffè, alcol, tabacco, cortisone e antibiotici diminuiscono o annullano l'assorbimento della vitamina A.

Vitamina D (nelle sue due forme colecalciferolo e ergocalciferolo): è l'eccezione alla regola generale che non possiamo produrci da soli le vitamine che ci servono. Questa vitamina, infatti, viene prodotta dalla nostra pelle quando è colpita dai raggi solari. Soprattutto nei paesi nordici o nei mesi invernali, infatti, è una sostanza di cui è estremamente facile essere carenti. In passato, i bambini rachitici venivano sottoposti a irradiazioni di luce ultravioletta proprio per permettere loro di integrare questa vitamina. indispensabile per la crescita e lo sviluppo delle ossa, ma anche per la salute dei nervi e del cuore. La sua carenza è legata a disturbi ossei come rachitismo e osteoporosi; inoltre è associata ad anemia e reumatismi.

È più difficile assumerla con gli alimenti; è presente in alcuni pesci (come i salmoni e le aringhe), nell'olio di fegato di merluzzo, nelle uova, nel fegato e nelle verdure verdi.

Vitamina E (tocoferolo): è legata alla salute dei globuli rossi del sangue e alla fluidificazione dello stesso; ha inoltre un ruolo importante nel rallentare i processi di invecchiamento. La sua carenza, abbastanza rara, provoca anemia e problemi all'apparato riproduttivo (sterilità negli uomini e facilità di aborto nelle donne).

Si trova soprattutto negli oli vegetali (oliva, semi, mais…) di girasole, nella frutta secca, nel latte e i suoi derivati, nel basilico, negli spinaci, nelle cime di rapa, nelle patate, in mango e avocado.

Vitamina K: è indispensabile per la coagulazione del sangue, cioè di quella reazione che permette al sangue di "tamponare" le ferite. La sua carenza provoca quindi emorragie. Viene anche sintetizzata dai batteri che abitano il nostro intestino, quindi la sua carenza è abbastanza rara.

Fonti alimentari: vegetali a foglie verdi, ceci, piselli, soia, the verde, uova, fegato, latticini, carne.

Vitamina B1 (tiamina): Oltre a regolare il metabolismo dei carboidrati, facilita la digestione, aiuta la salute del cuore ed è indispensabile per la crescita. È inoltre estremamente benefica per il sistema nervoso e la sua efficienza. La carenza causa stanchezza, mal di testa, disturbi della memoria, irritabilità, vertigini, inappetenza. In condizioni estreme di carenza, si sviluppa una malattia conosciuta come beri-beri, che può portare anche alla paralisi.

Ne sono ricchi i cereali integrali, la carne di maiale, le interiora, il lievito di birra, i legumi, le arance, l'ananas, il melone.

Vitamina B2 (riboflavina): regola l'equilibrio intestinale e, al livello cellulare, il metabolismo di zuccheri, grassi e proteine. La carenza provoca disturbi gastrointestinali, lesioni alla pelle, agli occhi e alle mucose, crampi e stanchezza.

Ne sono ricchi lievito, latte, interiora, albume dell'uovo, tutti i cereali specie se integrali, alghe, spinaci, patate, funghi, mandorle, banane.

Vitamina B3 (o PP, o niacina): è un importante fattore del metabolismo, riequilibra il sistema nervoso fungendo da antidepressivo ed è importante anche per la circolazione. La sua carenza provoca la pellagra, una terribile malattia che provoca dermatite, demenza, diarrea e desquamazione della pelle, e che era diffusa tra i contadini nei secoli scorsi, quando l'alimentazione era bastata quasi esclusivamente sul mais, povero di questa sostanza.

Possiamo trovarla in tutti i cereali specie se integrali, funghi, patate, avocado, noccioline, lievito di birra e nella maggior parte delle carni.

Vitamina B5 (acido pantotenico): è importante per la prevenzione delle infezioni, la riduzione di stanchezza e stress e la salute di pelle e capelli. La sua mancanza può portare a forme, anche molto gravi, di perdita di sensibilità degli arti (parestesia).

Molto presente negli alimenti, e in particolare nella maggior parte dei vegetali ed inoltre in fegato, lievito di birra, crusca di frumento, semi di sesamo, pappa reale, semi di girasole, soia, uova, piselli secchi, farina integrale di grano saraceno, legumi.

Vitamina B6 (piridossina): permette all'organismo di assimilare proteine ed è indispensabile per produrre anticorpi e globuli rossi. La sua carenza provoca anemia e disturbi del sistema nervoso.

La troviamo in tutti i cereali integrali, patate, pomodori, spinaci, avocado, banane, meloni, arance. Presente anche in latticini, pesce e carne.

Biotina: questa è la vitamina con più nomi, a seconda dei paesi e dei tempi è stata chiamata vitamina B7, B8, I o H. Comunque la si chiami, rimane indispensabile per il buon funzionamento del fegato e del sistema immunitario; importante anche per il sistema nervoso e il metabolismo dei grassi. La sua carenza provoca dermatiti e disturbi intestinali.

Presente soprattutto in latte e latticini, uova, frutti di mare, legumi, cereali, mandorle, spinaci e funghi.

Vitamina B9 (acido folico): partecipa alla formazione dei globuli rossi e alla sintesi degli aminoacidi. La sua carenza provoca depressione, apatia, insonnia, ansia. È indispensabile in gravidanza, perché in sua mancanza il nascituro può avere malformazioni al sistema nervoso.

Frattaglie, verdure a foglia verde, uova, legumi, arance, asparagi e broccoli sono alcuni tra i cibi che la contengono in misura maggiore.

Vitamina B12 (cobalamina): indispensabile per la formazione di globuli rossi e globuli bianchi; promuove inoltre la crescita e protegge il sistema nervoso migliorando concentrazione e memoria. La sua carenza provoca anemia.

È presente soprattutto nei prodotti di origine animale (carni, pesci, latticini, uova), e in alcune alghe.

Vitamina C (acido ascorbico): è indispensabile alla formazione del collagene e rinforza il sistema immunitario. Ma ha anche altre funzioni: ad esempio favorisce il fissaggio del calcio sulle ossa, migliora l'assorbimento dei minerali e delle altre vitamine. La sua carenza provoca lo scorbuto.

Ne sono ricchi tutti gli agrumi, peperoni e peperoncini, rucola, broccoli, kiwi, lattuga, cavoletti di bruxelles, fragole, fave, piselli, pomodori, papaia.

Appendice B - I sali minerali: effetti, sintomi di carenza, cibi che ne sono ricchi

Calcio: imprescindibile per lo sviluppo e il mantenimento di ossa e denti; necessario inoltre per la contrazione muscolare, la coagulazione sanguigna e la trasmissione degli impulsi nervosi. Ne sono ricchi latte e derivati, uova, legumi e pesci. La sua carenza provoca malattie ossee come rachitismo e osteoporosi nonché di crisi tetaniche.

Fosforo: è largamente diffuso nel tessuto osseo e nei denti ed è anche presente nel tessuto muscolare e nel sangue. Oltre a svolgere un ruolo fondamentale nella produzione di energia, è indispensabile a ossa, denti e muscoli. Ne sono ricchi latte, formaggio, carne, pesce e legumi. La carenza provoca debolezza e demineralizzazione delle ossa.

Magnesio: è utilizzato dal tessuto osseo, quello nervoso e quello muscolare. Si trova in noci, nocciole, cacao, foglie di thè, mandorle, e alcune spezie. La cui carenza è collegata a anoressia, vomito e aumento dell'eccitabilità muscolare.

Sodio: fondamentale per la vita delle cellule, in quanto regola gli scambi tra le stesse e l'esterno insieme al potassio. Contenuto in sale da cucina, dei formaggi e degli insaccati. La carenza è responsabile di anoressia, nausea e vomito, ma un quantitativo superiore ai 4 grammi favorisce l'ipertensione arteriosa.

Potassio: insieme al sodio, come visto sopra, è fondamentale per gli scambi a livello cellulare. Ne sono ricchi i fagioli, i piselli, gli spinaci, gli asparagi, le patate e le banane. La carenza provoca crampi muscolari e anomalie del ritmo cardiaco.

Cloro: partecipa al processo di digestione a livello gastrico. È legato al sodio nel sale da cucina. E la sua carenza provoca crampi muscolari.

Zolfo: è indispensabile per lo sviluppo dipeli, capelli ed unghie e delle cartilagini. Lo zolfo è presente nelle proteine animali.

Ferro: indispensabile per il funzionamento dei globuli rossi, che permettono di portare alle cellule del nostro corpo l'ossigeno e di ripulirle dall'anidride carbonica. Presente in pesci, uova, spinaci carni. Il deficit di ferro provoca astenia e anemia.

Rame: collegato al corretto funzionamento di cuore, reni, cervello. Contenuto in fegato, legumi, crostacei e germe di grano La carenza provoca fragilità ossea ed anemia.

Zinco: favorisce l'avvio di molte reazioni chimiche nel nostro organismo. Ne sono ricchi le carni, il cacao, il tuorlo d'uovo e le noci. La carenza può provocare svariati sintomi, come ritardi della guarigione delle ferite e della risposta immunitaria, alterazioni cutanee, ipogonadismo e nanismo.

Fluoro: importante per lo sviluppo e il mantenimento ossa e denti, si assume prevalentemente tramite l'acqua potabile. La carenza facilita enormemente le carie dentali.

Iodio: indispensabile per la formazione degli ormoni prodotti dalla tiroide. Sono ricchi di iodio le alghe, il sale iodato ed i molluschi. La carenza provoca il tipico "gozzo", con stanchezza, depressioni, cisti e ingrassamento.

Selenio: protegge le membrane cellulari dai radicali liberi e si pensa che abbia una funzione antinvecchiamento. Le principali fonti sono i cereali e le carni. La carenza provoca disturbi cardiaci ed epatici.

Cromo: favorisce il fisiologico svolgimento del metabolismo di grassi e zuccheri. Ne sono ricchi lievito di birra, frumento, carote, pepe nero, piselli. La carenza provoca incremento della glicemia, dei trigliceridi e del colesterolo.

Cobalto: è collegato alla formazione della vitamina B12. Contenuto soprattutto in carne, latticini e frutti di mare, la sua carenza provoca anemia

Manganese: importante per la crescita, è coinvolto in numerose reazioni chimiche e ha una funzione antiossidante. Ne sono ricchi i cereali e le noci La sua carenza provoca rallentamento nella crescita e può facilitare il diabete.

Molibdeno: è presente nel fegato e nei reni, ed è importante per molte reazioni metaboliche. Ne sono ricchi frattaglie, legumi e cereali. La carenza è collegata a irritabilità e tachicardia.

Appendice C - I diversi tipi di grassi in alcuni alimenti (composizioni medie indicative)

Grasso di oche e anatre: 35% di grassi saturi, 52% di grassi monoinsaturi, 13% di grassi polinsaturi. Proporzione di acidi grassi omega-6 e omega-3: dipende dall'alimentazione degli animali.

Grasso di pollo: 31% di grassi saturi, 49% di monoinsaturi, 20% di polinsaturi. Proporzione di acidi grassi omega-6 e omega-3: per la maggior parte omega 6; gli omega 3 sono più alti nei polli biologici

Lardo o grasso di maiale: 40% di grassi saturi, 48% monoinsaturi, 12% di polinsaturi. Proporzione di acidi grassi omega-6 e omega-3: dipende dall'alimentazione degli animali.

Grasso di manzo: 50-55% di grassi saturi, 40% di monoinsaturi, piccole quantità di polinsaturi.

Olio d'oliva: 75%, di monoinsaturi, 13% di saturi, 10% di polinsaturi omega-6, 2% di polinsaturi omega-3.

Olio di arachidi: monoinsaturi 48%; saturi 18%: polinsaturi omega 6 34%

Olio di Sesamo: insaturi 42%, saturi 15%; polinsaturi omega 6 43%

Olio di mais, soia, girasole, semi di cotone: oltre il 50% di polinsaturi omega-6

Olio di colza: 5% di grassi saturi, 57% monoinsaturi, 23% polinsaturi omega-6; 10% -15% polinsaturi omega-3.

Olio di semi di lino: 9% saturi, 18% insaturi, 16% polinsaturi omega-6; 57% polinsaturi omega-3.

Olio di palma: 50% di grassi saturi, 41% di monoinsaturi, 9% polinsaturi omega-6. Olio di cocco: è saturo al 92%

Appendice D - Indice e carico glicemico (per 100 grammi di ogni alimento) dei principali cibi

Il primo numero è l'indice glicemico; il secondo il carico glicemico per 100 grammi.

Frutta

avocado 10-0

amarena 22-2

ciliegia 25-4

fragola 25-1

lampone 25-2

mirtilli 25-1

mora 25-2

ribes 25-2

albicocca 30-2

clementina 30-3

mandarino 30-5

pera 30-3

pompelmo 30-2

arancia 35-3

cocco 35-3

fico 35-4

mela 35-4

Melograno 35-6

Pesca 35-2

Prugna 35-4

Ananas 45-5

Uva 45-8

Kiwi 50-5

Litchi 50-9

Mango 50-6

Papaia 55-4

Banana 60-9

Cocomero 75-6

Melone 75-6

Legumi

Arachidi 14-1

lenticchie cotte 25-4

piselli cotti 25-5

latte di soia 30-0

ceci lessati 30-8

borlotti freschi cotti 35-4

fave crude 40-2

Cereali

Muesli 65-57

corn flakes 81-104

cereali per la colazione a base di crusca 38-37

crusca di avena cruda 15-10

crusca di frumento 15-4

orzo in chicchi 25-16

latte di avena 30-3

farina integrale di orzo 30-24

amaranto cotto 35-7

quinoa cotta 35-9

fiocchi di avena crudi 40-27

grano saraceno in chicchi 40-25

couscous 50-72

farina d'avena 45-33

farina di grano saraceno 45-28

riso basmati integrale 45-23

segale in chicchi 45-29

farina di segale integrale 45-29

riso integrale cotto 50-13

farina di frumento integrale 60-38

farina di frumento integrale 60-41

orzo in chicchi 60-42

orzo perlato cotto 60-17

semola di grano duro 60-46

farina di frumento semi integrale 65-44

Mais 65-49

Amaranto 70-46

farina di mais 70-57

Miglio 70-51

farina di frumento 0 85-65

farina di frumento 00 85-66

amido di mais 85-74

riso parboiled bollito 85-20

riso soffiato 85-72

latte di riso 85-8

tapioca 85-81

farina di riso 95-83

Dolcificanti:

Stevia 0-0

Saccarina 0-0

Succralosio 0-0

Ciclamato 0-0

Aspartame 0-0

Acesulfame 0-0

sciroppo di agave 15-11

fruttosio 20-20

galattosio 25-25

maltitolo 35-0

succo di mela 50-6

sciroppo d'acero 65-44

zucchero bianco 70-73

zucchero di canna grezzo 70-73

Melassa 70-52

Miele 85-68

Maltodestrina 85-80

malto di frumento 100-71

sciroppo di glucosio 100-100

Maltosio 105-105

Cibi proteici

Uova trascurabile o nullo-trascurabile o nullo

Carne trascurabile o nullo-trascurabile o nullo

Pesce trascurabile o nullo-trascurabile o nullo

Formaggio trascurabile o nullo-trascurabile o nullo

yogurt magro non zuccherato 20-1

yogurt intero 53-2

latte scremato 47-2

Pasta, Pane e pizza

pane di farina di grano integrale con lievito madre 40-19

pane azzimo di farina integrale 40-35

pane di farina di grano saraceno integrale 40-34

pasta integrale al dente 40-12

pasta al dente 40-12

pane di farina integrale di segale 45-20

pane di kamut 45-27

tagliatelle all'uovo al dente 46-20

pasta corta cotta al dente 40-12

Pizza (pasta) 60-44

pane bianco 70-56

pizza margherita 80-22

pane in cassetta 85-57

pane per hamburger 85--76

crackers 70-76

Snack

gelato 60-18

succo d'arancia 52-33

barretta a base di cioccolato 65-34

cioccolato al latte 44-35

patatine fritte 70-36

croissant 67-43

marmellata 40-44

pasticcini 53-54

biscotti 61-63

wafers 77-85

Verdura

Barbabietole 65-4

Zucca 75-4

carote crude 30-5

carote cotte 85-5

patata bianca bollita 70 -14

I valori si riferiscono alla porzione indicata e sono da ritenersi indicativi, in quanto possono variare dipendentemente da fattori come, ad esempio, il grado di maturazione della frutta, le metodologie di preparazione/cottura, gli ingredienti, i marchi per i prodotti industriali, ecc.

Come si calcola la quantità di cibo da assumere perché il carico glicemico sia pari a dieci:

Sia C il carico glicemico, I l'indice glicemico, Q1 la quantità di carboidrati in 100 grammi di cibo e Q2l la quantità di cibo che dobbiamo ricavare.

Dalla definizione di carico glicemico abbiamo C= (I x Q1) /100, da cui Q1= (100 x C) /I.

Sostituendo nella definizione 10 a C, si ricava 10= (I x Q1) /100, da cui Q1=1000/I, cioè per avere il carico pari a dieci, occorre che la quantità di carboidrati assunta sia pari a mille diviso l'indice glicemico.

Per trovare a che quantità di cibo totale corrisponde questa condizione, strutturiamo questa proporzione tra i carboidrati in 100 grammi di alimento (Q1 per definizione) e quelli (pari a 1000/I) nella quantità finale di cibo Q2:

(1000/I): Q2 = Q1: 100

Sostituendo in questa proporzione a Q1 l'espressione (100 x C) /I ricavata all'inizio, e poi ricavando Q2 si ha Q2=1000/C

Appendice E - Calorie (Kcal) per 100 grammi di alimento

Gli alimenti sono in ordine alfabetico per una facile consultazione.

Il valore indicato si riferisce alle Kcal per cento grammi di alimento.

Acciuga	101
Aglio	135
Albicocca	47
Ananas	57
Anatra	227
Arachidi	571
Aragosta	84
Arancia	44
Aringa	193
Arrosto (carne di vitello)	112
Arrosto (carne bovina)	161
Asparagi	18
Astice	81
Avocado	223
Baguette	270
Banana	94
Barbabietola	41

Bel Paese	374	
Birra	47	
Braciola (carne di vitello)		112
Braciola (carne suina)		150
Braciola (carne ovina)		348
Bresaola	128	
Brie	315	
Broccoli	27	
Burro	754	
Burro fuso	900	
Camembert	281	
Carciofo	22	
Carota	27	
Carpa	115	
Carpaccio	121	
Castagne	196	
Cavallo	107	
Cavolfiore	23	
Cavoli di bruxelles		38
Ceci	275	
Cetriolo	13	
Champagne	83	

Chicchi di mais 333

Ciliegia   59

Cipolla   28

Cocomero   38

Coniglio   152

Coscia (carne di vitello) 97

Coscia (carne bovina)   148

Coscia (carne ovina)   234

Coscia (carne suina)   274

Coscia di pollo con pelle   174

Coscia di pollo senza pelle   114

Cozze   51

Crusca di grano 176

Cuore (carne suina)   87

Cuore (carne di vitello) 114

Cuore (carne bovina)   124

Cuore (carne ovina)   160

Datteri secchi   273

Emmental   387

Fagioli bianchi   262

Fagiolini verdi   35

Farina di mais integrale 333

Farro	320
Fecola di mais	346
Fecola di patate	336
Fegato (carne bovina)	121
Fegato (carne di vitello)	130
Fegato (carne suina)	133
Fegato (carne ovina)	133
Fico	60
Fico secco	243
Filetti di merluzzo	73
Filetto (carne di vitello)	95
Filetto (carne suina)	106
Filetto (carne ovina)	112
Filetto (carne bovina)	121
Finocchio	24
Fiocchi di avena	354
Fontina	329
Formaggio di Capra	355
Formaggio fresco	253
Fragola	33
Fruttosio	290
Gamberetti	87

Gamberi	65
Gorgonzola	358
Gruviera	410
Involtino	116
Kiwi	50
Lamponi	32
Latte intero	47
Latte magro	35
Latte non pastorizzato	67
Latte scremato	47
Lenticchie	310
Lepre	113
Limone	36
Lingua (carne di vitello)	128
Lingua (carne ovina)	195
Lingua (carne suina)	207
Lingua (carne bovina)	209
Luccio	82
Macinato (carne bovina)	216
Macinato (carne suina)	271
Maionese	752
Mandarino	45

Mandorle	576

Mango	56

Manzo salato	141

Margarina vegetale	722

Mascarpone	460

Mela	54

Melanzana	17

Melone	54

Miele	325

Mirtilli	38

More	44

Mortadella	345

Mozzarella di bufala	255

Mozzarella di mucca	225

Muesli	394

Nasello	91

Nocciole	643

Noci	667

Oca	342

Olio di cocco	895

Olio di palma	894

Olio d'oliva	900

Olive nere in salamoia 351

Olive verdi in salamoia 131

Ostriche   66

Pancetta   854

Pancetta affumicata   621

Pane bianco   238

Pane integrale di grano   200

Panna dolce   293

Parmigiano   386

Pasta all'uovo   139

Pasta integrale   137

Patata   71

Pecorino fresco   219

Peperone   20

Pera   55

Pesca   47

Pesce spada   117

Petto (carne di vitello) 131

Petto (carne bovina)   244

Pinoli   674

Piselli   272

Pistacchio   598

Pollo arrosto   166

Pollo da brodo 257

Polpa di cocco 369

Pomodoro   17

Pompelmo   43

Porcino fresco 17

Porcino secco   124

Porro   26

Prosciutto cotto   193

Prosciutto crudo   383

Provolone   365

Prugna   51

Prugna secca   236

Ravanelli   13

Ribes   33

Riso   116

Roastbeef   130

Rognone (carne suina) 96

Rognone (carne di vitello)   128

Salami di manzo   232

Salmone   202

Salmone affumicato   289

Salsiccia di maiale   298

Salsiccia di pollo   173

Salsiccia di vitello   266

Sardina   124

Scaloppina (carne di vitello)   100

Scaloppina (carne suina)   106

Scaloppina (carne ovina)   131

Sciroppo d'acero   270

Sedano   15

Semi di zucca   570

Semolino di grano   324

Sgombro   180

Sherry secco   110

Sogliola   83

Soia   323

Spaghetti   145

Spalla (carne bovina)   153

Spalla (carne suina)   271

Spinaci freschi   15

Spremuta d'arancia   47

Spremuta di pompelmo   36

Spumante secco   75

Stinco (carne di vitello) 100

Stinco (carne suina)	186

Strutto di maiale	900

Tacchino adulto	212

Tartufo	56

Tonno	226

Trota affumicata	130

Trota di fiume	102

Tuorlo	68

Uovo intero	159

Uva	73

Uva secca	276

Verza	25

Vino bianco secco	69

Vino rosso secco	69

Vodka	222

Whisky	438

Wurstel	272

Yogurt magro	34

Yogurt naturale	46

Zucca	25

Zucchero bianco	410

Zucchero grezzo   410

Fonti delle immagini

proteine e aminoacidi:

Immagine vintage delle viscere: dal libro "The Human Body and Health Revised" di Alvin Davison, pubblicato nel 1908 da Alvin Davison; immagine di pubblico dominio.

Vitamine e sali minerali:

Foto fibre di collagene: Scanning electron microscopy of collagen fibers. Credit: Tom Deerinck and Mark Ellisman, NCMIR: license: https://creativecommons.org/licenses/by/2.0/legalcode

Terreno: Terreno arado para plantação REFON 1.JPG, author: Jose Reynaldo da Fonseca

Vegetali: credit: Rick Ligthelm. License: https://creativecommons.org/licenses/by/2.0/legalcode

Carboidrati:

Pane ticinese: picture by Sandstein, released under Creative Commons Attribution 3.0 Unported

Facciamo un primo punto della situazione:

Fast food meal: picture by LukeB20161933

Convenience store: picture by AlejandroLinaresGarcia

Gli enzimi e gli ormoni:

Little baby with saliva on his lips: image by Pereru, Creative Commons Attribution-Share Alike 4.0 International license, https://upload.wikimedia.org/wikipedia/commons/5/5d/Saliva_Baby.jpg

Red geranium petal cells: image by Umberto Salvagnin, https://www.flickr.com/photos/kaibara/4966621857, Creative Common License CC BY 2.0

Il metabolismo dei carboidrati:

Foto del cartello SPA: "Relaxing Massage Unisex Salon By Monic" by Monic Massage, modified. Creative Common Attribution 2.0 Generic: https://creativecommons.org/licenses/by/2.0/legalcode. Original image: https://www.flickr.com/photos/monic_massage/14669384445

Il metabolismo dei grassi:

Foto del cartello con torta: by Toby Oxborrow from Kowloon, Hong Kong, released under the Creative Commons Attribution-Share Alike 2.0 Generic license.

Tessuto muscolare: photo by Department of Histology, Jagiellonian University Medical College, released under Creative Commons Attribution-Share Alike 3.0 Unported

Cartelli "wanted": by radtasticbxtch, "wanted poster" released under Creative Commons License, attribution 2.0 generic (CC BY2.0). Changes have been made, substituting the face inside the posters with other images.

Sigaretta: "a lit cigarette in an ashtray" by Tomasz Sienicki, released under Creative Commons Attribution-Share Alike 3.0 Unported license.

Il metabolismo delle proteine:

Manneken Pis: by PMRMaeyaert, released under the under the Creative Commons Attribution-Share Alike 3.0 Unported license.

Insulina e glucagone:

Ragazza che mangia un hot dog: photo by Alpha, "Julia eating giant Roast Beef Baguette - Pub Bistro, Thredbo", released under the Creative Commons Attribution-ShareAlike 2.0 Generic (CC BY-SA 2.0)

Tessuto muscolare: "diagram of muscle cells" by Cancer Research UK, licensed under the Creative Commons Attribution-Share Alike 4.0 International license.

Uomo e donna che corrono: Chris Hunkeler, "Running Styles", released under the Attribution-ShareAlike 2.0 Generic (CC BY-SA 2.0)

Pasta al pesto: "Pasta with pesto" by Paul Goyette, released under the Creative Commons Attribution-Share Alike 2.0 Generic license.

La giusta composizione della dieta:

foto che compongono il "piatto di Harvard":

Verdure: "Fresh herbs, fresh spices and vegetables sold at a stall in Thanin Market, Chiang Mai, Thailand" by Takeaway, released under the Creative Commons Attribution-Share Alike 3.0 Unported license.

Frutta: "Common culinary fruits. Bananas, apples, pears, strawberries, oranges, grapes, canary melons, water melon, cantaloupe, pineapple and mango. Picture by Bill Ebbesen" by Ionutzmovie, licensed under the Creative Commons Attribution 3.0 Unported license.

Cereali: "Wheat grains kept for drying at Madhurawada, Visakhapatnam, India" by Adityamadhav83, released under Creative Commons Attribution-Share Alike 3.0 Unported license

Cibi ricchi di proteine: "A range of protein-rich foods" by Smastronardo, licensed under the Creative Commons Attribution-Share Alike 4.0 International license

Calorie e peso corporeo:

Fulmine: "An image of pink lightning taken during a storm" by oompa123; source: http://oompa123.deviantart.com/art/lightning-last-year-168039966, released under the Creative Commons Attribution 3.0 Unported license.

Bilancia: "Simple laboratory scales for balancing tubes" by Lilly_M, licensed under the Creative Commons Attribution-Share Alike 3.0 Unported, 2.5 Generic, 2.0 Generic and 1.0 Generic license.

Disclaimer

Questo libro vuole integrare il consiglio di operatori sanitari qualificati, e non sostituirlo. Consultate sempre un medico prima di intraprendere qualsiasi regime alimentare. Autore ed editore declinano ogni responsabilità per conseguenze derivanti dall'applicazione di qualsiasi contenuto di quest'opera.

Sommario

www.ingramcontent.com/pod-product-compliance
Lightning Source LLC
Chambersburg PA
CBHW051052250726

48656CB00001B/273